Cognitive Decline and Functional Foods

認知症と機能性食品

最新動向とその可能性

編集 吉川 敏一
京都府立医科大学前学長
ルイ・パストゥール医学研究センター理事長

フジメディカル出版

序

　わが国の平均寿命は飛躍的に延伸し，いよいよ人生百年時代が到来した．健康で長生きする健康寿命の延長は望ましいが，寝たきりや認知症を有した長寿には疑問が残る．しかし，現在の平均寿命と健康寿命との差は男性で約9年，女性では約11年存在し，この期間は介護を要する．この差を短縮するには介護予防が必要であり，なかでも認知症の予防は急務と言える．

　認知症にはアルツハイマー型や脳血管型があり，いずれも発症後の飛躍的回復は困難であると考えられている．すなわち発症前からの予防や軽症の間に進行を遅延させる治療が必要となる．発症を予測させるバイオマーカーが確立されれば，それを目安にして予防法を見出すことができる．ところが現時点では，はっきりとした予防効果を証明する手段はなく，治験においても認知症の改善や進行を遅らせる効果でその有効性を推察しているに過ぎない．

　一方，コホート研究などの疫学調査によって，臨床的な認知症改善作用を推察できる手段がいくつか報告され始めている．最近になって，運動や会話，食品などによって認知症の進行を遅らせることが可能であるとの報告が相次いで出現している．しかし，多施設二重盲検などの臨床試験を遂行するには時間がかかるとともに，人種や遺伝的背景が異なる人々に共通な科学的エビデンスを構築するには，さらに時間がかかりそうである．

　最近の医学の発展には目を見張るものがあり，遺伝子治療や再生医療がいよいよ臨床応用されようとしている．失われた細胞や組織を再生して，元の若々しいものに替えることができれば，当然のことながら認知症も改善できるかもしれない．また，残存している細胞をさらに活性化することによって，失われた機能を代償することが可能となる．このような新しい臨床技術や手法を用いれば，近いうちに認知症の予防だけでなく，治療も可能となるであろう．

　また，ITやロボット工学の著しい進歩によって，認知症の診断や治療法が変化してきた．わずかな日常生活での異常な兆候を把握し，ごく初期の発症前の状態を知ることによって，治療を早期から始めることができる．さらに，認知症の介護や治療訓練にもロボットを使えば，効率の良いリハビリが可能となる．さらに，認知症を疾病ととらえるのではなく，正常な，やや問題を抱えた病態と考え，生活自体のサポート体制が整えられようとしている．また，認知症の人々が暮らす小さな村のようなものの建設も試みられている．ここでは認知症の人々が主体であり，すべての生活システムが認知症を前提に構築されている．すなわち，認知症ではなく，いわゆる正常な人は，ここでは少数の異端者となる．

このように認知症を取りまく環境は，その患者の急速な増加によって大きく変わろうとしている。いまや70歳を超えた団塊の世代も，あと20年もすれば90歳となり，社会は高齢者が主体となる。このようななか，認知症の予防は日本社会にとっての急務であり，とりわけ食事に関する研究はますますその重要度を増してくる。本書では認知症の予防や治療に役立つと思われる栄養素や，食品，食事などについて詳しく解説した。これらの研究成果をもとに，安全性がすでに確立している食品などによる，予防を中心とした臨床応用が始まろうとしている。本書を参考にして，認知症の予防法や治療法がいち早く確立されることを期待している。

2018年5月

京都府立医科大学前学長／ルイ・パストゥール医学研究センター理事長
吉川　敏一

執筆者一覧

<編集>

吉川 敏一　　京都府立医科大学前学長／ルイ・パストゥール医学研究センター理事長

<執筆者>（執筆順）

田平 武　　順天堂大学大学院認知症診断，予防・治療学講座客員教授

大澤 俊彦　　愛知学院大学心身科学部客員教授

宮澤 大樹　　東京医科歯科大学生体材料工学研究所バイオエレクトロニクス分野／
　　　　　　日本学術振興会特別研究員

仲川 清隆　　東北大学大学院農学研究科機能分子解析学分野教授

宮澤 陽夫　　東北大学大学院農学研究科食の健康科学ユニット／東北大学未来科学技術
　　　　　　共同研究センター戦略的食品バイオ未来技術構築プロジェクト教授

横越 英彦　　静岡県立大学名誉教授

古島 大資　　静岡県立大学薬学部医薬品情報解析学分野助教

山田 浩　　静岡県立大学薬学部医薬品情報解析学分野教授

海野 けい子　　静岡県立大学薬学部准教授

松崎 健太郎　　島根大学医学部医学科環境生理学講師

大泉 康　　東北福祉大学感性福祉研究所特任教授／
　　　　　　静岡県立大学大学院薬学研究科客員教授／東北大学名誉教授

武田 朱公　　大阪大学大学院医学系研究科臨床遺伝子治療学寄附講座准教授

森下 竜一　　大阪大学大学院医学系研究科臨床遺伝子治療学寄附講座教授

伊藤 正徳　　岐阜大学大学院医学系研究科神経生物分野助教

太田 和徳　　名古屋経済大学人間生活科学部管理栄養学科准教授

中川 敏幸　　岐阜大学大学院医学系研究科神経生物分野教授

執筆者一覧

藤田 公和	桜花学園大学保育学部教授
木村 武実	国立病院機構菊池病院院長
垣塚 彰	京都大学大学院生命科学研究科教授
佐々木 啓子	千葉科学大学薬学部教授
松岡 耕二	千葉科学大学薬学部教授
和田 啓爾	北海道医療大学薬学部教授
福永 健治	関西大学化学生命工学部生命・生物工学科教授
ラルフ イェーガー (Dr. Ralf JAEGER)	Increnovo LLC（アメリカ）President
マーティン プープラ (Dr. Martin PURPURA)	Increnovo LLC（アメリカ）CEO
井上 俊忠	株式会社ヘルシーナビ代表取締役
安藤 進	IMSグループ・介護老人保健施設クローバーのさと施設長
山本 順寛	東京工科大学応用生物学部元教授
米井 嘉一	同志社大学生命医科学部アンチエイジングリサーチセンター教授
瀧戸 二郎	昭和大学歯学部口腔解剖学教室兼任講師
大澤 一仁	アサヒグループホールディングス株式会社コアテクノロジー研究所素材技術部主任研究員
藤野 武彦	九州大学名誉教授／一般社団法人プラズマローゲン研究会臨床研究部代表
馬渡 志郎	レオロジー機能食品研究所所長
片渕 俊彦	九州大学大学院医学研究院加齢病態修復学教授
矢澤 一良	早稲田大学ナノ・ライフ創新研究機構規範科学総合研究所ヘルスフード科学部門研究院教授

目次

序 ··· 吉川 敏一　3

第1章　認知症の基本知識

1. 認知症とその予防・進行抑制 ································ 田平 武　10
2. 認知症と抗酸化—Overview ································ 大澤 俊彦　14

第2章　認知機能に対する食品因子のエビデンス

1. ビタミンE—トコフェロール，トコトリエノール
   ································ 宮澤 大樹　仲川 清隆　宮澤 陽夫　24
2. テアニン ·· 横越 英彦　31
3. 緑茶カテキン ························· 古島 大資　山田 浩　37
4. β-クリプトキサンチン ······································ 海野 けい子　42
5. ノビレチン ······················· 松崎 健太郎　大泉 康　48
6. レスベラトロール ··················· 武田 朱公　森下 竜一　55
7. アスタキサンチン ·· 大澤 俊彦　61
8. ケルセチン ··············· 伊藤 正徳　太田 和徳　中川 敏幸　69
9. 認知症とリコペン ·· 藤田 公和　73
10. 認知症とフェルラ酸 ·· 木村 武実　78
11. ゴマリグナン ·· 大澤 俊彦　83
12. クルクミン ·· 大澤 俊彦　90
13. ホップの抗アルツハイマー病作用 ····················· 垣塚 彰　97
14. イチョウ葉エキス ············ 佐々木 啓子　松岡 耕二　和田 啓爾　107
15. トウゲシバ（ヒューペルジンA） ······················· 田平 武　114

16. PUFA（多価不飽和脂肪酸） ……………………………… 福永 健治　118
17. GABA（γ-アミノ酪酸） ……………………………………… 横越 英彦　124
18. ホスファチジルセリン――高齢者の認知機能の改善
　　………………ラルフ イェーガー　　マーティン プープラ　　井上 俊忠（翻訳）　130
19. カルニチン ……………………………………………………… 安藤 進　136
20. コエンザイムQ10 ……………………………………………… 山本 順寛　141
21. αリポ酸 ………………………………………………………… 米井 嘉一　146
22. ローヤルゼリー ………………………………………………… 瀧戸 二郎　151
23. ラクトノナデカペプチド ……………………………………… 大澤 一仁　157
24. プラズマローゲン ……………………藤野 武彦　馬渡 志郎　片渕 俊彦　162

第3章　認知症予防における食品の健康機能の展望

1. ブレインフード・ムードフード と予防医学――今後の展開 ……… 矢澤 一良　168
2. 認知症と医農連携 …………………… 伊藤 正徳　　太田 和徳　　中川 敏幸　172

索引 ………………………………………………………………………………177

第1章
認知症の基本知識

1 認知症と その予防・進行抑制

田平 武

はじめに

　認知症は記憶，判断，実行，言語など高次脳機能が障害される病態で，老化が最大の危険因子となっている。認知症を引き起こす疾患で最も多いものはアルツハイマー病（AD）で，発症機序の解明が進み，病態修飾薬が数多く開発され治験が行われてきた。しかし，いまのところ認知症発症後の治験はすべて失敗しており，認知症発症前の予防・治療が必要であると考えられるようになってきている。このような病態修飾薬の開発にはまだ時間がかかるため，現在は運動の推進や生活習慣病などの危険因子に対する対策が中心に行われており，機能性食品も注目されている。ここでは認知症と機能性食品を理解するために，認知症とその予防・進行抑制の考え方，現状を解説する。

1 認知症の定義

　認知症とはいったん獲得した認知機能が持続的に低下し，そのために日常生活や社会生活に支障をきたすようになった状態と定義される。つまり，もともと発達しなかった発達障害は認知症とは言わない。また，ある種の薬の服用後や，手術後にせん妄状態になったために一過性に認知機能が低下した場合は認知症に含めない。また，物忘れなどがあっても，きちんと自立した生活を送ることができれば，認知症ではないとされる。
　支障をきたすようになった状態は，たとえばお金や薬の管理ができなくなって人の世話が必要になった状態，あるいは入浴や着替え，トイレなどに助言や介助が必要になった状態などを指すが，これはすでにある程度進行した状態である。認知症の初期に支障をきたすようになった状態というのは意外に判別するのが難しいが，たとえば重要な約束をすっぽかした，それも1回や2回ではない，料理をあまりやらなくなり出来合いのものを買ってくることが多くなった，できていた仕事の効率が明らかに落ちて納期に間に合わなくなった，使えていた携帯電話やパソコンのアプリの使い方がわからなくなった，よくやっていた趣味のことを止め同窓会などにも参加しなくなった，といったようなエピソードがあれ

ば，認知症を発症している可能性が高い。

2 認知症の頻度

　認知症は高齢者に多く，老化が最大の危険因子となっている。世界保健機関（WHO）などの定義によると，高齢者（65歳以上）が総人口に占める割合が7％を超えると高齢化社会，14％を超えると高齢社会，21％を超えると超高齢社会とされる。2015年のわが国の高齢化率は26.7％であり，すでに超高齢社会に突入している。当然の結果として認知症患者は急増しており，厚生労働省は2012年の調査結果（高齢化率23％，高齢者の14.75％が認知症）に基づき，わが国の認知症患者は462万人と推計されると発表した。また，認知症の前駆状態とされる軽度認知障害（mild cognitive impairment: MCI）は400万人と推計された。今後も増加を続けると予想され，2025年の認知症患者数は700万人を超えると推計されている。

3 認知症の原因となる疾患の内訳

　認知症は症候群であり，それ自体は病名ではない。頭痛は症状であり，それを起こす疾患は髄膜炎，くも膜下出血，片頭痛など多岐にわたるのと同じように，認知症を引き起こす疾患も複数存在する。筆者が2009年5月から2017年4月までに物忘れ外来で診た1,461人の新患患者のうち，正常者，うつ病，非認知症疾患を除く1,239人に占めるMCIは21.7％，認知症は78.3％であり，認知症に占めるADの割合は76.4％であった。MCIの人が認知症に移行する頻度は約12％／年であるとされるが，わが国の調査（J-ADNI）によると26％／年であった。このように認知症の3/4がADであり，認知症予防はADの予防にかかっている。

4 アルツハイマー病とは

　物忘れとともにいつとはなしに発病し，認知症が徐々に進行する。頭頂・側頭葉連合野，後部帯状回，頭頂葉楔前部，前頭葉の障害が強く，近時記憶障害や空間認知障害が強いのが特徴であるが，言葉の障害や実行機能の障害，判断力の障害などもみられる。これらの認知機能の障害に加え，幻覚や妄想，徘徊，帰宅願望などの行動心理症状もともなう。
　病理学的にはびまん性の大脳萎縮がみられ，とくに海馬，海馬傍回に著しい。顕微鏡的には老人斑，神経原線維変化，神経細胞死を特徴とする。老人斑にはアミロイドβ蛋白が凝集して蓄積しており，神経原線維変化はタウ蛋白が凝集して形成される。これまでの多くの研究から凝集アミロイドβ蛋白と凝集タウ蛋白に神経毒性が示されており，これが病気の発症に深く関わっていると考えられている。したがって，この2つの蛋白質の凝集をいかに防ぎ，凝集したものをいかに取り除くかが予防の中心になると考えられ，多くの治験が進行している。
　これまでにアミロイドβやタウ蛋白の凝集を阻害する化合物，凝集体を可溶化し凝集体

を除去する免疫療法，アミロイドβの産生を抑える酵素阻害薬の治験が行われたが，すべて失敗に終わった。

5 アルツハイマー病発病の経過と治療のタイミング

これを受けてバイオマーカーの詳細な検討が行われた結果，ADの最も早い病的変化はアミロイドの蓄積であり，認知症発症の20年以上前から始まることがわかった[1]。これに10年遅れてタウの凝集・蓄積が始まり，さらに数年遅れてMCI（物忘れはあるが認知症ではない状態）が始まり，さらに数年遅れて認知症が始まることがわかった（図1）。認知症が始まった時点ではアミロイド蓄積はすでにプラトーに達しており，そこでアミロイドを標的とする治療法の治験を行っても効果がないことは容易に理解できる。脳にアミロイドの蓄積はあるが物忘れなどが何もない状態は無症候期AD（asymptomatic AD あるいは preclinical AD）と呼ばれる。したがって，アミロイドを標的とする治療は無症候期がベストタイミングとなる。無症候期ADの診断はアミロイドやタウのイメージング，髄液中アミロイドβやタウの計測によって行われており，血液検査でも診断可能になりつつある。

6 アルツハイマー病の予防

1）三次予防

ADを発症してから進行を遅らせる，あるいは停止させようとするものである。現在ADに対してはアセチルコリンを増やす目的でその分解酵素（コリンエステラーゼ）を阻

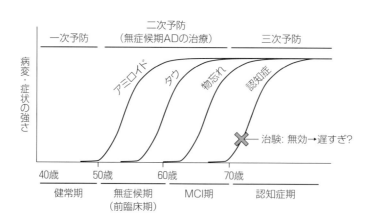

図1 アルツハイマー病のバイオマーカーおよび症状の出現経過と予防

アルツハイマー病は70歳頃から認知症を発症することが多いが，発症後の治験（第三次予防）は軽症であってもすべて無効であった。発症後の介入では遅すぎるのではないかと考えられ，バイオマーカーの研究が行われた結果，アミロイドの脳内蓄積は認知症が出現する20年以上も前から始まることがわかった。数年遅れてタウの蓄積が始まるが，初期には物忘れも何もない。この時期をアルツハイマー病の無症候期と呼び，アミロイドやタウを標的とする二次予防の最適期となる。この図ではMCI期も二次予防に含めている。脳にアルツハイマー病の病変がまったくない時期は健常期と呼び，一次予防の対象となる。

（文献1より引用，一部改変）

害する薬（ドネペジル，ガランタミン，リバスチグミン）と，グルタミン酸受容体拮抗薬（メマンチン）が保険適応になっている。これらは症状を若干改善する効果はあるが，病気の本態に対する効果（病態修飾薬としての効果）はいまのところ確認されていない。運動は認知症予防効果が最も高い方法であるが，発病後の効果は見られなかった[2]。

2）二次予防

脳にADの病変が出現しているが，まだ認知症ではない時期の予防である。すなわちMCIと無症候期ADを対象とする予防であり，アミロイドやタウを標的とする予防法が期待される。すでに無症候期ADの治験が開始されており，アミロイドβに対するモノクローナル抗体やβセクレターゼ阻害薬の治験が進行中である。モノクローナル抗体の治験が成功すれば，能動免疫（ワクチン）の開発に拍車がかかるであろう[3]。

3）一次予防

脳にAD病変が出現する前からの予防になる。コレステロールは動脈硬化症を引き起こし，ひいては脳梗塞や心筋梗塞を引き起こすので，予防的にコレステロールを下げる薬が投与されるが，これはまさに一次予防的な考え方である。コレステロールはADの危険因子でもあり，コレステロールを下げる薬がADの一次予防に有用であるか否かを確かめる試験がまさに始まろうとしている[4]。また，ある種の高血圧治療薬や糖尿病治療薬もAD病変に対する有効性が示されており，一次予防の検討が始まっている。将来的にはアミロイドβワクチンも一次予防に用いられるであろう。

おわりに

以上，認知症とその予防について基本的な考え方を解説した。病態修飾薬の開発にはまだ時間がかかると予想され，少しでもよいとされる機能性食品をとりつつその日の到来を待ちたい。

◆文 献
1) Jack CR Jr et al: Update on hypothetical model of Alzheimer's disease biomarkers. Lancet Neurol 12(2): 207-216, 2013
2) Toots A et al: Effects of exercise on cognitive function in older people with dementia: a randomized controlled trial. J Alzheim Dis 60(1): 323-332, 2017
3) 田平武：Aβを標的とするAlzheimer病の免疫療法. 神経治療 33(3): 415-419, 2016
4) McDade E, Bateman RJ: Stop Alzheimer's before it starts. Nature 547 (7662): 153-155, 2017

2 認知症と抗酸化
—Overview

大澤 俊彦

はじめに

われわれの体には，本来「生体防御機能」が備わっているが，老化とともにこの生体防御能は低下し，その結果，アルツハイマー病をはじめとする認知症の発症の原因になると考えられている。この生体防御に携わる最も重要な機能としてレドックス制御，すなわち，酸化と還元の制御に注目が集まっている。とくに，この酸化ストレスに焦点を当てた研究が数多く行われてきた。生命を維持し生物として活動するために必要な活性酸素は，エネルギーを獲得するためだけでなく，体内に侵入してきた病原菌やウイルスを殺す白血球やマクロファージの持つ生体防御機構に必須であり，また，ホルモン合成にも重要な役割をはたしているが，一方では，過剰に生成した反応性の高い活性酸素は，コントロールを失ってわれわれの体の生体成分に損傷を与え，最終的には遺伝子レベルに至る酸化傷害が問題となる。このような背景で進められてきた脳内老化に及ぼす酸化ストレスの作用に関する最近の研究の進展をふまえ，抗酸化食品による認知症予防への応用の可能性に関して，最近の話題を中心に紹介する。

1 認知症発症における脂質過酸化物の役割

アルツハイマー病やパーキンソン病など認知症の発症の予防という観点から，これまでに多くの疫学研究が行われ，それらの結果から，食事が重要な予防因子の一つであることは誰もが納得する事実であり，とくに，さまざまな食品に認知症の予防作用を示す成分が含まれている可能性が注目されている。そして，科学的な根拠に基づいた予防法の確立のためには，生体指標（バイオマーカー）を用いた評価法の確立が重要な課題となる[1]。

認知症，なかでもアルツハイマー病に密接に関連したマーカーとして研究が進められているものにアミロイドβ蛋白質などが挙げられ，そのメカニズムとして酸化ストレスとの関連が示唆されており，酸化ストレスにより生じるバイオマーカーも生体指標として重要と考えられている。脳内にはドコサヘキサエン酸（DHA）やアラキドン酸（ARA）など

の多価不飽和脂肪酸（PUFA）の存在比率が高く，酸化ストレスに脆弱な器官と言えるので，酸化ストレスによる脳脂質の酸化機構の解明，とくに過剰な炎症反応の結果生じた組織障害機構や，マクロファージ系細胞（マイクログリア）などの貪食系細胞における活性酸素の役割などの重要性が示唆されている．なかでも，脳内老化の過程における過剰な脂質過酸化反応に由来する酸化ストレスマーカーが大きく注目されてきており，蛋白質リジンやドパミンへの付加的修飾とその意義，さらには，過剰な炎症反応に関連したチロシンの酸化修飾，アミロイドβの酸化修飾が重要視されている．

　脳内にはDHAやARAなど，PUFAが豊富に含まれている．PUFAはたやすく酸化されるが，一方で，酸素濃度の低い脳では，自らが酸化されることでほかの生体成分を防御しているという考え方もある．1999年にわれわれは，ω6系脂肪酸であるリノール酸およびARA由来の脂質ヒドロペルオキシドとリジンの反応物から新規に付加体を見出すことに成功し，その付加体がアミド構造を介して脂質とリジンが結合したヘキサノイルリジン（HEL）であることを同定した．HELはヒトおよびウサギ動脈硬化病巣にも蓄積し，マクロファージとも共染されるとともに，健康なヒトの尿からも検出され，糖尿病患者ではさらに高値を示す特異抗体およびHELを定量できるELISAキットも市販され，近年，酸化ストレスマーカーとして幅広く用いられつつある[2]．

　近年，健康増進作用から着目されているのが魚油などに豊富に含まれるω3系の脂肪酸，とくにDHAである．実際に，DHAヒドロペルオキシドをリポキシゲナーゼにより調製し，ドパミン神経細胞に投与したところ，ミトコンドリアの機能不全を介したアポトーシスを誘導することを明らかにした．そこで，どのような活性種が神経細胞死を誘導するのかを明らかにするために，有機化学的なアプローチで機構解明を進めた[3]．

　ω3系脂肪酸の酸化に由来するアミド型付加体ファミリーとして，DHAの酸化物とリジンの反応物からスクシニルリジン（SUL），プロパノイルリジン（PRL）などが見出されている．SULについてはその構造からDHAのカルボキシルアルキルアミド型付加体に由来すると考えられ，DHAを摂取させたマウスに四塩化炭素を投与したところ，肝臓にSUL特異抗体の陽性染色像が得られている．しかしながら，同じω3系脂肪酸に属するエイコサペンタエン酸（EPA）に由来するグルタロイルリジン（GLL）やα-リノレン酸に由来するアゼライルリジン（AZL）などのカルボキシアルキルアミド型付加体においては，カルボキシル基の多くがコレステロールやリン脂質とエステル結合していると考えられ，検出するためにはアルカリ処理やホスホリパーゼA2処理によるエステル結合の切断が必要となる（図1）．ω3系脂肪酸であるDHA，EPAやαリノレン酸に由来するPRLはアルキル側鎖側の付加体であり，アルカリ処理などは不要となる．われわれはこのPRL抗体の作製にも成功し，ウサギ動脈硬化病巣での陽性染色を見出している．加えて四重極型LC/MS/MSにより尿中でのPRLおよびHELの同時検出定量にも成功し，PRLはHELよりも高濃度でヒト健常者尿にも存在し，HELと同様に糖尿病患者で増加することが明らかとなり[4]，PRLの生成はおもに体内での酸化ストレス増加に由来すると考えている．

　このような生体内脂質酸化にともなうアミド型リジン修飾研究の知見から，脳内でドパミンが脂質ヒドロペルオキシドにより修飾され，アミド型付加体が生じる可能性を考える

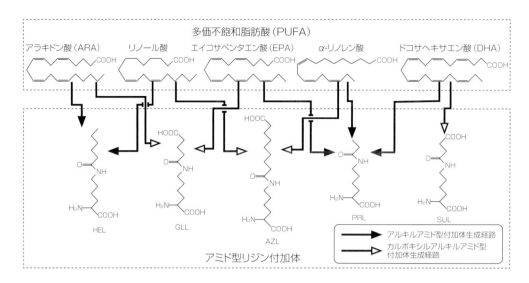

図1 ω3およびω6多価不飽和脂肪酸（PUFA）に由来する酸化修飾物であるアミド型リジン付加体の生成経路

に至った。ドパミンが最も大きく疾病と関わるのは，パーキンソン病と考えられる。パーキンソン病は，アルツハイマー病に次いで罹患率の高い神経変性疾患である。考えられている成因は，おもにミトコンドリア異常，酸化ストレス，神経毒，遺伝的素因などが挙げられ，その複合的な作用の結果，黒質緻密部ドパミン作動性神経細胞の選択的な変性や脱落が生じると考えられている。また，10歳年をとるごとに平均10％程度のドパミン神経細胞が死んでいき，ドパミン神経細胞が大体正常の20％くらいにまで減少してしまうと発症すると言われている[5]。

われわれは，ω3系のPUFAのメチル基末端側がドパミンのアミノ基に修飾付加したプロパノイルドパミン（PRD），DHAのカルボキシル基末端側がドパミンのアミノ基に修飾付加したスクシニルドパミン（SUD），ω6系のPUFAのメチル基末端側がドパミンのアミノ基に修飾付加したヘキサノイルドパミン（HED），アラキドン酸およびEPAのカルボキシル基末端側がドパミンのアミノ基に修飾付加したグルタロイルドパミン（GLD）を合成し（図2），細胞への毒性などについて検討を行った。その結果，ω3系のPUFAのメチル基末端側がドパミンのアミノ基に修飾付加したPRDと，ω6系のPUFAのメチル基末端側がドパミンのアミノ基に修飾付加したHEDが，ドパミン神経細胞に対する強力なアポトーシス誘導作用を有する，という興味ある結果を得ることができた[6]。PUFAの摂取は，認知症予防に大きな役割をはたしていることは疑う余地はないものの，一方では，脂質過酸化反応を受けやすいPUFAの摂取には，抗酸化機能を持つ食品成分もあわせて摂取し，脳内での酸化-還元のバランスを適正に保つことが必要となろう。

2 炎症性ストレスと脳内老化

さまざまな疾病と炎症との関係が示唆されつつある。炎症においては免疫細胞が活性化

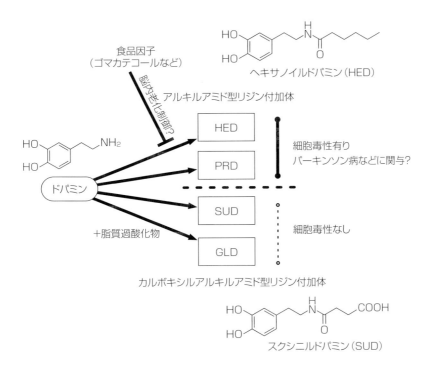

図2 脂質過酸化にともなうドパミン修飾物の生成と神経細胞

し，サイトカインなど種々の因子や酵素，あるいは活性酸素種を放出する．炎症にともない生じる活性酸素としてNADPHオキシダーゼに由来するスーパーオキシド（O_2^-）や，その不均化反応により生じる過酸化水素（H_2O_2）が生じる．H_2O_2は酵素ミエロペルオキシダーゼ（MPO）などの基質となり，次亜塩素酸（HOCl）など炎症性活性酸素種が結果として産出される．O_2^-やH_2O_2は炎症に限定されない活性酸素種といえるが，HOClはMPO由来のため，その産出を証明する物質（修飾物）は免疫担当細胞の集積および活性化を示唆するマーカーとなる．なかでも，生体内に安定に存在し，生じた活性酸素の種類により異なる生成物を生じる可能性がある生体物質がチロシンである．チロシンはHOClによりクロロチロシン（ClY），次亜臭素酸（HOBr）によりブロモチロシン（BrY），そして窒素酸化物（NOx）によりニトロチロシン（NY）に変化する（図3）．NYの場合はNOxにより生じることからさらには一酸化窒素（NO）に由来するともいえ，このことから誘導型一酸化窒素合成酵素（iNOS）を有するマクロファージ系細胞の活性化を証明するバイオマーカーとなる．

このような背景から，われわれはチロシン修飾物に対する特異抗体の作製を進めており，すでにジチロシン，ニトロチロシン，ジハロゲン化チロシンを認識（分別）する抗体を作製してきた．たとえばジハロゲン化チロシンを認識するモノクローナル抗体では，リポ多糖体（LPS）投与マウスの肝臓における陽性染色像を見出しており，好中球の浸潤にも合致していることから，炎症性酸化ストレスを評価するツールとなる．免疫化学的な手法に加え，チロシン修飾物を四重極型LC/MS/MSにより一挙に検出定量する化学的手法も

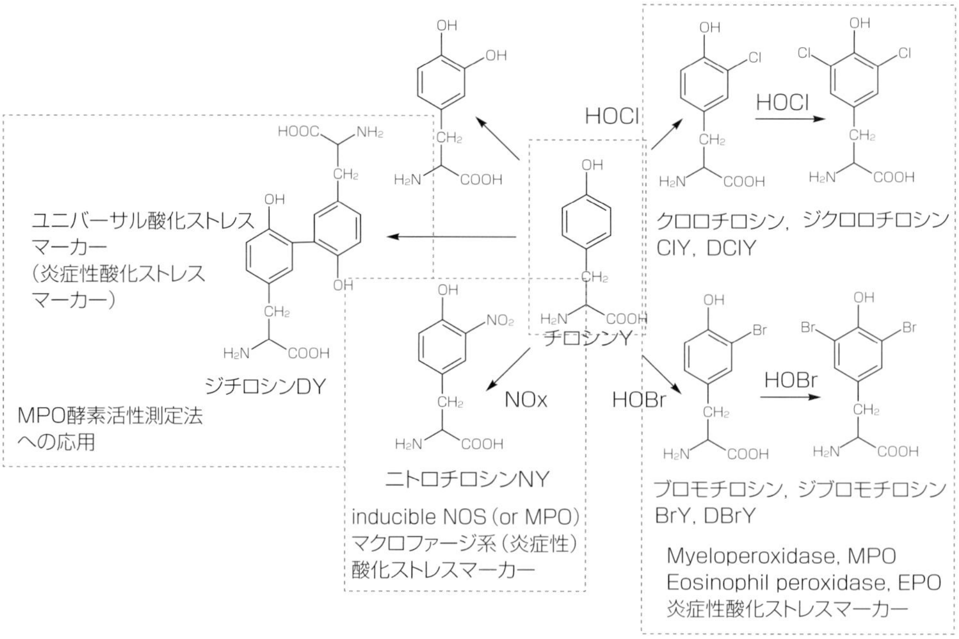

図3 好中球由来の過剰な炎症反応由来の酸化修飾チロシン

構築しており，300μLのヒト尿中からジチロシン，ニトロチロシン，ブロモチロシンなどの検出定量に成功している。健常者に比べて糖尿病患者ではいずれの修飾チロシンも高値を示しており，酸化ストレスの亢進が推察される。脳内老化の進展は尿には直接反映されないかもしれないが，非侵襲的に採取できるため総合的な酸化ストレスの評価に適している。低用量の紫外線照射を受けたマウス皮膚でこれらハロゲン化チロシンが増加することも化学的および免疫組織化学的に証明されており，チロシンの酸化物は微少な炎症による酸化ストレスをとらえるためのマーカーとしてすぐれていると考えている[7]。チロシンの酸化物として有名なジチロシンはチロシンの2量体であり，蛋白質の架橋物質であると同時に蛍光を有する物質でもある。ジチロシンはMPOの酵素作用により生じ，ジチロシンが炎症性のマーカーとしても有用であることが示唆されている。われわれは老化した脳に蓄積する蛍光物質リポフスチン（老化色素）が抗ジチロシン抗体により染まることを見出し，正体不明のリポフスチンの一部は蛋白質に由来するジチロシンであることを報告している[8]。

われわれの研究からも老齢ラットの海馬付近にMPOの発現が増加したことから，加齢にともなうMPOの増加が示唆される。またアルツハイマー病患者の脳髄液には健常者よりも多くのBrYが検出される。$In\ vitro$の実験において，HOBrの存在下ではAβのチロシン残基が修飾されてBrY，ジブロモチロシン（DBrY）が生じ，Aβの凝集が抑制され，さらにAβの毒性が増加した。よって，ブロモ化が凝集を抑制し，より毒性のあるオリゴマーやプロトフィブリルを増加させていると予測している。このように，MPOはアルツハイマー病にも関与している可能性があり，その活性制御は一つの脳内老化を防ぐターゲッ

2 認知症と抗酸化—Overview

トとなり得る．MPOが炎症性の組織障害に関与しているならば，食事由来の機能性成分によりMPOを阻害することにより炎症から組織を守ることができる．そこでわれわれは，ジチロシン生成をMPO活性の指標とした新規アッセイ系を構築し，クルクミンやケルセチンなどのポリフェノール類が抗酸化ビタミン（トコフェロールやアスコルビン酸）などよりも高い阻害効果を示すことを報告している[9]．

3 脳内老化評価法のヒト臨床への応用

われわれはこのような付加体をウサギやマウスに抗原として注射することで，酸化ストレスに特異的な30種類以上の抗体を得ることができた[9]．酸化ストレスに特異的なリジン修飾体やドパミン修飾物，さらには，炎症反応に特異的なチロシン修飾体やDNA修飾物など，未病段階でメタボリックシンドローム診断を行うとともに，最近注目を集めている脳由来神経栄養因子（brain-derived neurotrophic factor：BDNF）などを含めて，チップ上にインプリンティングし，最終的には，認知症予防食品開発の分子レベルにおける機能評価を行おうとする試みである（表1）[10]．具体的には，一滴の血液や唾液，尿を対象に，疾患予防バイオマーカーや酸化ストレスバイオマーカーに特異的なモノクローナル抗体を，スライドガラス上にスピンコートされたアゾポリマーに光照射によりインプリンティングすることで抗体チップを作製し，化学発光で未病診断とともに食品機能性の評価を測定しようというものである．

この抗体チップの有用性が発揮できたのが，2014年に始まった「蒲郡スタディ」と呼ばれるヒト臨床研究である．その概略は，カロリーの取り過ぎを避けるため72%カカオポリフェノール含有チョコレートを選び，1日25gを4週間，347人の一般市民に摂取してもらうというものである．その結果，とくに事前に高血圧群と認定された人の血圧が摂取4週間後には低下し，逆に善玉とされるHDLコレステロールの数値が上昇したことから，血圧低下作用と動脈硬化リスクの低減などの健康効果が明らかにされた．また同時に，炎症性バイオマーカーである高感度CRPと酸化修飾DNA（8-OHdG）についても抗体チッ

表1 抗体チップに搭載可能なモノクローナル抗体のリスト

脂質過酸化物の初期反応生成物修飾リジンに特異的なモノクローナル抗体	HEL（N-hexanphl-lysine）
	PRL（N-propanoyl-lysine）
	SUL（N-succinyl-lysine）
	AZL（N-azelayl-lysine）
過剰な炎症反応に由来する酸化修飾チロシンに特異的なモノクローナル抗体	ニトロチロシン（nitro-tyrosine）
	ジチロシン（Di-tryrosine）
フリーラジカルな修飾DNAに特異的なモノクローナル抗体	8-OHdG（8-hydroxydeoxyguanosine）
	8-BrdG（8-bromodeoxyguanosine）
神経栄養因子	BDNF（brain derived-neurotrophic factor）
	GDNF（glial cell derived-neurotrophic factor）
脳内炎症バイオマーカー	HED（Hexanoyl dopamine）

19

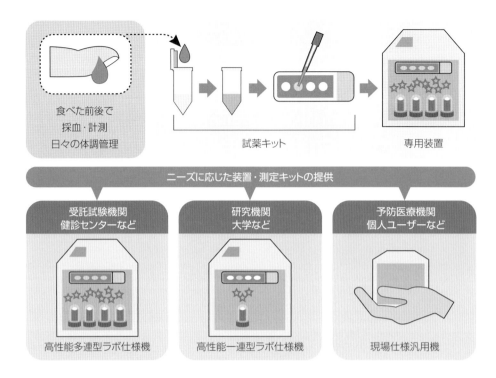

図4 抗酸化食品摂取の機能評価を対象としたヒト臨床試験への応用

プを用いて測定したところ，高カカオチョコレートの摂取により有意な低下を見出した。その際に，健康調査アンケート（SF-36®）を行ったところ，精神的，肉体的活動にも安定であるという結果が得られた。そこで，この健康調査アンケート（SF-36®）の結果に着目し，われわれはその因果関係を探るべく，さらに抗体チップを用いた追加分析を行ったところ，チョコレートの摂取前後で，脳細胞の増加に必要とされ，各種研究でうつ病やアルツハイマー病や，記憶，学習といった認知機能と関連性が報告されているBDNFが有意に上昇することがわかった。BDNFとは，神経細胞の発生・成長・維持・再生を促進させる神経栄養因子（分泌性蛋白質）の一種で，1982年に初めてブタの脳から精製されている。BDNFは海馬などの中枢神経系に多く存在しているが，血液中にも存在し，また，血液中のBDNFは血液脳関門を通過すると考えられている。BDNFは，ニューロンの産生や神経突起の伸長促進，神経伝達物質の合成促進などに関与し，運動や脳活トレーニングなどにより上昇することで，認知症の予防にも関係すると考えられている。BDNF値の上昇として抗酸化機能との関連性が有力視され，われわれもヒト由来の神経細胞を用いてメカニズムの解析を進めている[11]。

　また最近では，浜松ホトニクス（株）中央研究所の敷村公子専任部員らとの共同研究により，多くの生活習慣病や認知症の発症に関わる炎症反応に重要な役割をはたす，好中球免疫過剰応答で生じる酸化ストレスを測定するプロジェクトがスタートした。抗酸化食品の摂取前後で採取された微量の末梢血を用い，蛍光・化学発光同時測定装置で測定することで，抗酸化食品の生体内抗酸化機能を評価しようとするものである（図4）。このプロジェ

クトは，2014〜19年度「戦略的イノベーション創造プログラム」（次世代農林水産業創造プログラム）に採択されており，ヒト臨床系における抗酸化食品の評価研究が一層進展するものと期待されている[12]。

◆文献

1) 大澤俊彦：未病診断とバイオマーカー．ニュートリゲノミクスを基盤としたバイオマーカーの開発—未病診断とテーラーメイド食品開発に向けて．大澤俊彦，合田敏尚監修，2013, pp11-20, 東京，シーエムシー出版, 2013
2) Hoshino F: Low-cost and easy-to-use "on-chip ELISA" for developing health-promoting foods. Lipid hydroperoxide-derived modification of biomolecules. Kato Y ed, New York, Springer, 2014, pp151-161
3) 大澤俊彦，加藤陽二：抗酸化—Overview. Functional Food 3(3): 197-204, 2010
4) Kato Y, Osawa T: Detection of lipid-lysine amide-type adduct as a marker of PUFA oxidation and its applications. Arch Biochem Biophys 501(2): 182-187, 2010
5) Maruyama W: Role of lipid peroxide in the neurodegenative disorders. Lipid hydroperoxide-derived modification of biomolecules. Kato Y ed, New York, Springer, 2014, pp127-136
6) Liu X et al: Amido-type adduct of dopamine-olausible cause of Perkinson diseases. Lipid hydroperoxide-derived modification of biomolecules. Kato Y ed, New York, Springer, 2014, pp49-60
7) 加藤陽二，大澤俊彦：脳内酸化制御におけるバイオマーカーの開発．脳内老化制御とバイオマーカー—基盤研究と食品素材．大澤俊彦，丸山和佳子監修，東京，シーエムシー出版, 2009
8) Ishitsuka Y et al: Clinical and Experimental Dermatology. Increased halogenated tyrosine levels are useful markers of human skin ageing reflecting denatured proteins by the past skin inflammation. Clin Exp Dermatol 37: 252-258, 2012
9) 大澤俊彦：老化制御におけるポリフェノール．日本ポリフェノール会誌 1(2): 7-18, 2012
10) 瀧本陽介，大澤俊彦：ストレス評価への抗体チップの応用．抗ストレス食品の開発と展望Ⅱ．横越英彦監修，東京，シーエムシー出版, 2012, pp70-78
11) 大澤俊彦：機能性食品研究の現状と今後の動向．New Food Industry 58(12): 1-12, 2016
12) 大澤俊彦：活性酸素と抗酸化物質．臨床化学 44(3): 183-190, 2015

第 2 章
認知機能に対する食品因子のエビデンス

1 ビタミンE
—トコフェロール, トコトリエノール

宮澤 大樹　仲川 清隆　宮澤 陽夫

はじめに

日本の老年人口（65歳以上）は，平成28年度の総務省の調査によると，総人口の27.3％という世界で最も高い割合である[1]。このような超高齢社会において，罹患者の増加が続く生活習慣病や認知症の予防や治療に，ビタミンEをはじめとする有益な生理活性を持つ栄養成分を利用することへの関心が非常に高まってきている[2]。本項では，この領域での近年の研究のアップデートについて紹介する。

1 研究対象としてのビタミンE

ビタミンEの研究の歴史は古く，1924年にSureらがビタミンEと命名して以来，多くの生理作用が見出されてきた[3]。ビタミンEは，クロマン環に側鎖が結合した両親媒性化合物であり抗酸化作用を持つ。その化学構造の違いにより，側鎖に不飽和結合（フィチル

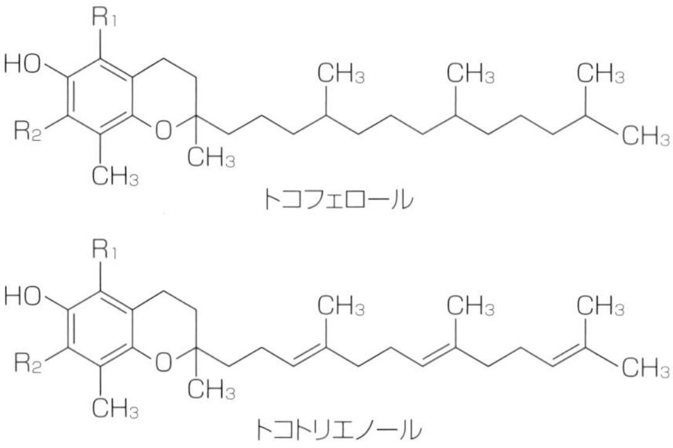

	R_1	R_2
α-	CH_3	CH_3
β-	CH_3	CH_3
γ-	H	H
σ-	H	H

図1 ビタミンEであるトコフェロールとトコトリエノール（α, β, γ, δ）の化学構造

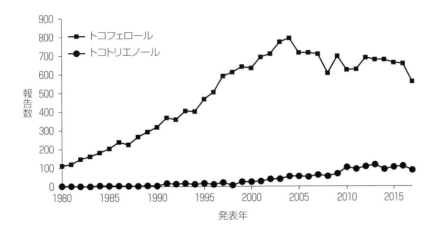

図2 トコフェロールとトコトリエノールの研究報告数の年間推移（1980-2016年）
PubMedでキーワード検索してヒットした論文数による。

側鎖）を持たないトコフェロール（tocopherol）と，側鎖に三つの不飽和結合（イソプレノイド側鎖）を持つトコトリエノール（tocotrienol）に大きく分類される．さらに，クロマン環に結合するメチル基の数や位置の違いにより，それぞれ4種類の異性体（α，β，γ，δ）に分類される（図1）．ビタミンEの研究報告は，α-トコフェロールを対象としたものが多いが，α-トコフェロールが最も生体内に高濃度で存在することや，α-トコフェロール特異的な輸送蛋白質が発見されているために，その挙動を把握しやすいことがその理由であろう[4]．一方，近年では，トコフェロールと比較してより強い抗酸化力を持つとみなされるトコトリエノールが，多様で強力な生理作用を持つ可能性が期待されるため，その研究報告数は2000年から増加し続けている（図2）．

2 食資源としてのビタミンE

ビタミンEのような，動物の体内で合成されない物質による認知症の予防や治療を目指すうえで，その供給源を把握することは必須である．一般に，ビタミンEは食資源から経口的に生体内に摂取されていると考えられる．ここで，ビタミンEの日本人の平均摂取量を明らかにするために行った，筆者らの研究を紹介したい[5]．244品目の食資源に含まれるトコフェロールとトコトリエノールを，高速液体クロマトグラフィー・蛍光検出法で定量した結果，果実類，藻類，魚介類，菓子類といった日常摂取する食品中にも，トコトリエノールが含まれていることがわかった（図3）．この知見は，食品からの栄養成分の摂取の点で興味深い．さらに，トコフェロールとトコトリエノールの日本人の1日の平均摂取量を推定した結果，トコフェロールが10mg/日である一方で，トコトリエノールは1.9〜2.1mg/日であった．この結果は，日々の食生活において，日本人はトコフェロールのみならず，トコトリエノールも体内に無視できない量を日常的に食品から摂取しているこ

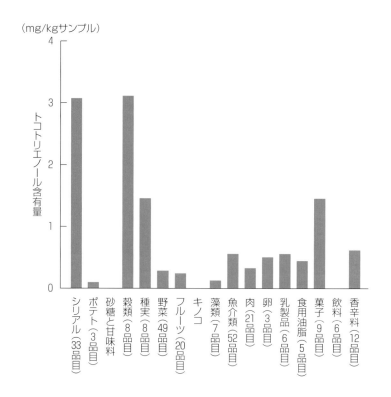

図3 244品目の食資源中のトコトリエノール含有量

(文献5より引用,一部改変)

とを示しており,認知症予防や長寿との関係を考察するうえで興味深い。一方,2012年に,α-トコフェロールの経口摂取が破骨細胞の活性を上昇させ,骨粗鬆症を引き起こす可能性があるという報告がNature Medicine誌で発表され大きな話題となった[6]。この報告では,8週間の動物試験を行ううえで,ヒトに当てはめると800～1,000mg/日となる大量のα-トコフェロールをラットに経口摂取させていた。上記で紹介した日本人のビタミンEの平均摂取量の結果からも推察できるように,通常の食生活ではこのような高濃度のα-トコフェロールを摂取する機会はないと考えられる。しかしながら,ビタミンEを用いたドラッグデリバリーシステムのような,静脈投与後に体内のビタミンE濃度が一時的に極端に高濃度に達する可能性がある手法を用いる場合などには,骨粗鬆症のリスクについても配慮しながら検討していく必要があろう。

3 ビタミンEの生理作用の発現機構

ビタミンEが持つ生理作用発現の主要な因子として,抗酸化作用が考察されている論文を多くみかける。なぜなら,生体内で発生した活性酸素(生体にダメージを与えるとされる)を,抗酸化作用を持つ物質で阻害することで加齢性の障害や疾病の発症と進行が抑制

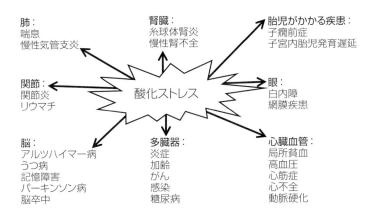

図4 ヒト体内で酸化ストレスによって引き起こされるとみなされている各臓器の疾患

(文献7より引用，一部改変)

されるという，フリーラジカル説が世界的に認知されているからである（図4）[7,8]。この理論を考えると，一見，活性酸素が関与するすべての疾病の治療に抗酸化作用を持つ物質が効果的であるかのように思えるが，必ずしもそうとは言い切れない。たとえば，冠状動脈性心臓病，がん，眼疾患，脳の認知機能の低下などを対象とした α-トコフェロールの経口摂取の臨床試験では，治療や軽減の効果がなかったことをAzziらが報告している[9]。さらにAzziらは，α-トコフェロールの高濃度経口摂取が死亡率の上昇，出血，前立腺がんのリスクを上昇させる可能性についても述べている[9]。このような現象は，フリーラジカル説では説明が難しい現象である。そこで，この現象の理解のヒントとなり得る研究報告を紹介していきたい。

Ristowらは，運動によって生体内に生成した活性酸素が生体内の防御機構を刺激し，活性化させることで疾病のリスクを低下させるが，抗酸化物質であるアスコルビン酸やトコフェロールを摂取することで，この効果が弱まることを報告している（図5）[10]。さらに，Pérezらは，抗酸化酵素を体内に多く産生するトランスジェニックマウスは，寿命が伸びないことを報告している[11]。このような研究報告から，生体内で生成した活性酸素は，ある局面においては生体恒常性のバランスを保つのに有効に働いていることが考えられる。一方で，ビタミンE欠乏に由来する運動失調症や非アルコール性脂肪性肝炎では，α-トコフェロールの経口摂取が有効であるという報告があり，その作用機序は遺伝子の発現修飾など，抗酸化作用と関連しないものであると考察されている[9]。また，細胞の脂質膜に局在するトコトリエノールは，その立体構造からトコフェロールと比較してより大きく細胞膜の物性や曲率を変化させ，生理活性を示すとも考えられている（図6）[12]。今後，ビタミンEをはじめとする抗酸化物質の生理作用について発現機構を解明するにあたっては，フリーラジカル説のみにとらわれないさまざまな要因についても明らかにすることが必要となっていくであろう。

第 2 章 認知機能に対する食品因子のエビデンス

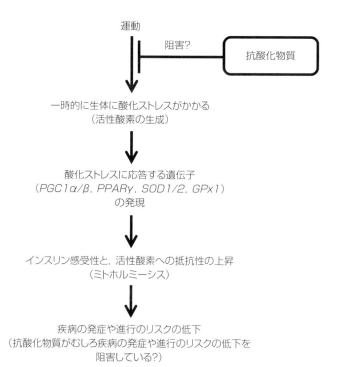

図5 運動による酸化ストレスが生体内の防御機構の活性化に関与する機構

PGC1 α/β（Peroxisome proliferator-activated receptor γ coactivator-1 α and β）
PPARγ（Peroxisome proliferator activated receptor γ）
SOD1/2（Superoxide dismutase 1 and 2）
GPx1（Glutathione peroxidase 1）

（文献10より引用，一部改変）

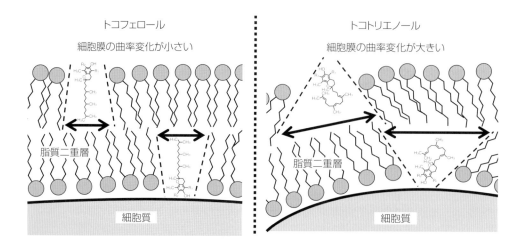

図6 脂質二重層中のトコフェロールとトコトリエノールの局在と細胞膜の曲率に与える影響

（文献12より引用，一部改変）

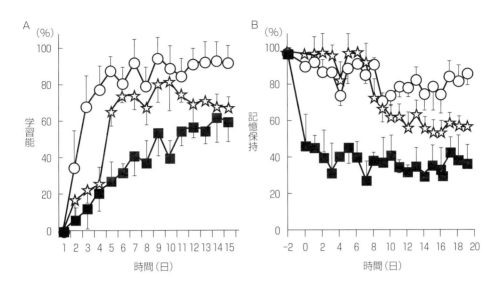

図7 加齢にともなうビタミンE摂取の影響
A: 学習能の変化　　B: 記憶保持の変化
■: 老齢ラット（23カ月齢）
○: 老齢ラットにトコトリエノールを3週間給餌
☆: 老齢ラットにトコフェロールを3週間給餌（n＝9）

（文献13より引用，一部改変）

4 認知症とビタミンE

　冒頭で述べたように，認知症の予防や治療にビタミンEを利用することへの関心が高まってきている．ビタミンEのなかでも，トコトリエノールに関する報告例は少ないため，その作用機序や治療効果は不明な部分がほとんどであるが，近年，認知症予防のための基礎的な知見が徐々に明らかになりつつある．たとえば，トコトリエノールを含む食餌を摂取した老齢ラットでは，脳内に微量のトコトリエノールが到達するとともに，加齢にともなう認知機能の低下が抑制され，その効果はトコフェロールより強力であったことを，Kaneaiらが報告している（図7）[13]．この抑制効果の作用機序は，脳内に到達したトコトリエノールが，細胞のアポトーシスに関連するMAPK（mitogen-activated protein kinase）経路に属するc-Src（proto-oncogene tyrosine-protein kinase Src）やERK（extracellular signal-regulated kinase）のリン酸化を阻害するという，フリーラジカル説にとらわれない経路であることを考察している．これらの結果から，トコトリエノールは神経保護作用を持っていることが推察されるが，本報告だけではまだ明らかとなっていない，さまざまな作用機序がその生理作用発現に寄与していると考えられる．

おわりに

　生活習慣病や認知症の予防や治療へのビタミンE，とくにトコトリエノールの活用については，今後，さまざまな興味深い発見がなされていくことが予想される．本項をきっかけに，多くの方々にこの研究領域に興味を持っていただけたら幸いである．

◆文　献
1) 総務省統計局：統計トピックス No.97. 統計からみた我が国の高齢者（65歳以上）─「敬老の日にちなんで」．総務省, 平成28年9月18日
   http://www.stat.go.jp/data/topics/topi970.htm
2) Sookwong Phumon ほか：認知症および血管新生に対するビタミンEの改善効果. Functional Food 3(3): 253-258, 2010
3) Sure B: Dietary requirements for reproduction. II. The existence of a specific vitamin for reproduction. J Biol Chem 58: 693-709, 1924
4) Gotoda T et al: Adult-onset spinocerebellar dysfunction caused by a mutation in the gene for the alpha-tocopherol-transfer protein. NEJM 333: 1313-1318, 1995
5) Sookwong P et al: Tocotrienol distribution in foods: estimation of daily tocotrienol intake of Japanese population. J Agric Food Chem 58(6): 3350-3355, 2010
6) Fujita K et al: Vitamin E decreases bone mass by stimulating osteoclast fusion. Nat Med 18(4): 589-594, 2012
7) Pham-Huy LA: Free radicals, antioxidants in disease and health. Int J Biomed Sci 4(2): 89-96, 2008
8) Scudellari M: The science myths that will not die. Nature 528(7582): 322-325, 2015
9) Azzi A: Antioxidants: Wonder drugs or quackery? Biofactors 43(6): 785-788, 2017
10) Ristow M et al: Antioxidants prevent health-promoting effects of physical exercise in humans. Proc Natl Acad Sci USA 106(21): 8665-8670, 2009
11) Pérez VI et al: The overexpression of major antioxidant enzymes does not extend the lifespan of mice. Aging Cell 8(1): 73-75, 2009
12) Sen CK et al: Tocotrienols in health and disease: the other half of the natural vitamin E family. Mol Aspects Med 28(5-6): 692-728
13) Kaneai N et al: Tocotrienol improves learning and memory deficit of aged rats. J Clin Biochem Nutr 58(2): 114-121, 2016

2 テアニン

横越 英彦

はじめに

　超高齢社会となった現在，健全な脳機能を維持することは，人間らしく健康・長寿を全うするための喫緊の課題の一つである。一方，統合失調症や認知症の増加が深刻な社会問題となっている。認知症には，アルツハイマー型認知症と血管性認知症の2つのタイプがあり，とくに，日本では血管性認知症が多い。加齢とともに，動脈硬化や心臓病などの生活習慣病が増加し，その結果，脳血栓などの血流障害による脳梗塞の発症率が上昇することが主因と思われる。疫学調査によれば，緑茶を1日当たり5杯以上飲む習慣のある人と，それ以下の摂取量の人とを4年間追跡調査した結果，5杯以上飲む人では，脳卒中の発症率が低いことが報告された。緑茶にはカテキン，カフェインを始め，さまざまな成分が含まれており，この脳卒中予防効果が，どの成分によるのか明確ではないが，本項では，緑茶特有のアミノ酸であるテアニンについて取り上げた。

　緑茶中には多種類のアミノ酸が含まれており，テアニン（γ-グルタミルエチルアミド）はそのなかでも最も多く含まれるアミノ酸で，また旨味に関与している成分でもある。このテアニンは茶に特有の成分で，ほんの一部の植物をのぞき，茶の木である*Cammellia sinensis*にのみ含まれるアミノ酸である。1950年に酒戸により，玉露から結晶化されている[1]。テアニンは，玉露や抹茶，また，高級な緑茶ほど含量が多いことがわかっており，茶の旨みの主成分と考えられている。また，茶樹での合成，蓄積過程も明らかにされており，根においてグルタミン酸とエチルアミンより合成される。その化学構造は，脳内で重要な生理作用（情報伝達機構など）をはたすグルタミン酸と類似していることから，テアニンにも何らかの生理作用があると推測される（図1）。テアニンは腸管から吸収された後，血流にのり，血液脳関門を介して脳に取り込まれ，脳内神経伝達物質や脳神経機能にも影響を及ぼすことが明らかとなった[2]。以下に，そのいくつかの研究成果を紹介する。

```
NH₂
|
CH-(CH₂)₂-CO-NH-CH₂-CH₃
|
COOH                                    L-theanine

NH₂
|
CH-(CH₂)₂-CO-OH
|
COOH                                    L-glutamic acid
```

図1　グルタミン酸とテアニンの化学構造式

1　テアニンの一過性脳虚血による脳神経細胞死の保護作用

　一過性脳虚血により海馬CA1領域の錐体細胞が選択的かつ遅発的に破壊されるスナネズミの前脳虚血モデルを用いた，テアニンの脳神経細胞保護作用に関する研究がある[3]。ハロタン麻酔下で，スナネズミの脳温および直腸温を37℃に維持し，3分間の両側総頸動脈結紮により一過性の前脳虚血を負荷した。実験群は，テアニン投与後の偽手術群，3分間虚血群（対照群），テアニン投与30分後の3分間虚血群で比較した。テアニンは生理食塩水に溶解し，50 μM，125 μMおよび500 μMの1 μLを，ガラス製マイクロピペットを用いて，側脳室に20分間かけてゆっくりと投与した。虚血負荷7日後に，麻酔下で10％ホルマリンにて動物の経心的灌流固定を行った。脳を摘出し，パラフィン包埋の後，ミクロトームにて厚さ4 μmの海馬スライス標本を作製した。海馬CA1領域中央部における残存する正常神経細胞の生存率を測定した。その結果，500 μMのテアニンを脳室内投与した偽手術群に異常は認められなかった。3分間の一過性前脳虚血負荷後は，海馬CA1領域に広範な神経細胞死が認められた。一方，虚血負荷30分前に脳室内に500 μMのテアニンを投与した群では，海馬CA1領域の神経細胞死が保護された（図2）[4]。

　一方，神経細胞の初代培養系でグルタミン酸による細胞死が，テアニン投与により抑制されることが知られている[5]。このことは，テアニンが少なくともグルタミン酸受容体にグルタミン酸と競合的に作用し，グルタミン酸毒性を抑制したと考えられる。また，別の研究においても，テアニンがNMDA（N-methyl-D-aspartate）受容体に関与していることを示唆している[6]。しかし，グルタミン酸受容体にはNMDA受容体のほかにAMPA/KA受容体があり，この点についても今後，検討する必要がある。

2　テアニンの興奮性神経細胞死抑制作用

　神経変性疾患の発症，すなわち，神経細胞がどのような機構で壊死するのかを調べることは，脳障害予防の観点から重要な問題である。なかでも認知症の引き金になる脳虚血な

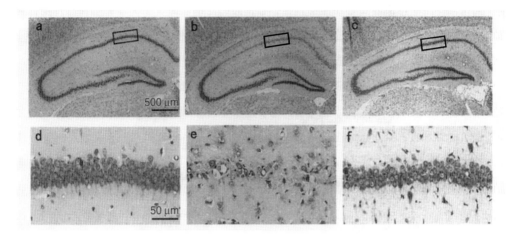

図2 一過性脳虚血負荷1週間後の海馬CA1領域の写真
a, d: 擬似処置（正常ラット）30分前に脳室内にテアニン（500 μM）投与群．
b, e: 3分間の脳虚血負荷群．
c, f: テアニンを脳室内投与し，30分後に3分間の脳虚血負荷群．
（d, e, fは，それぞれa, b, cのグリッド内の拡大写真）

どでは，神経細胞間の情報伝達に重要なグルタミン酸によるイオンチャンネル共役型グルタミン酸受容体，とくにNMDA受容体の過剰な刺激によって生じる酸化ストレスが挙げられる．すなわち，これまで，テアニンはグルタミン酸のNMDA受容体への結合を阻害するためと考えられてきたが，その拮抗作用ではなく，酸化ストレス抵抗性分子を増加させるという研究もある[7]．

また，テアニンがグルタミントランスポーターを阻害することにより，神経細胞をグルタミン酸毒性から保護するという報告もある．テアニンの神経細胞死抑制作用については，なお，いくつかの問題点が残されており，今後の研究成果が楽しみである．

3 テアニンの神経成長因子合成に及ぼす作用

近年，進行性の認知症として大きな社会問題となっているのが，アルツハイマー病である．この病気に対しては，発症の原因が不明であり，また，有効な治療手段が見出されていない．特徴的な病理所見としては，脳の皮質深部の組織，とくに前脳基底野コリン作動性ニューロンに選択的な欠落が認められる．前脳基底野は記憶を司ることから，神経細胞の欠落により認知症の症状が現れる．そこで前脳基底野の神経細胞の機能を維持することができれば，アルツハイマー病の予防として有効であると思われる．一般に，神経細胞の分化，発生，機能維持などには，いくつかの神経栄養因子が必要である．とくにアルツハイマー病で欠落する前脳基底野コリン作動性ニューロンの神経栄養因子は，NGF（神経成長因子：118個のアミノ酸からなる蛋白質）である．NGFは，脳中枢神経系ではコリン作動性ニューロンが支配する海馬や皮質などで合成され，前脳基底野に逆行輸送されコリン作動性ニューロンの機能維持に関与する．そこで，NGF量を増加させることができ

れば，アルツハイマー病の予防ができるかもしれない。実際，アルツハイマー病の患者の脳に直接マウスのNGFを注入した結果，一時的な知能回復が観察されている[8]。NGFは血液脳関門を透過できないために，脳内でのNGF合成を促進させ，間接的にNGF量を増加させることを考えた。ラット新生仔脳のアストロサイトを培養し，これに対するテアニンのNGF合成促進活性を調べた。その結果，テアニンは，ポジティブコントロールのエピネフリンと同等かそれ以上のNGF合成促進活性を示した[9]。テアニンは，血液脳関門を通過することから，経口摂取された場合，脳に到達し，NGF合成を促進する可能性が示唆された。

4 テアニンによる脳内神経伝達物質変動と記憶学習能

　脳には約50種類以上の神経伝達物質の存在が推定されており，各種の行動（食欲，睡眠，注意力，記憶・学習，情緒，感受性など）を調節していると考えられている。よく知られている神経伝達物質には，セロトニン，ドーパミン，アセチルコリンなどがある。脳機能を考えた場合，これらの神経伝達物質の正常な役割が必要である。とくに認知症との関係では，アルツハイマー病ではアセチルコリン系，パーキンソン病ではドーパミン系というように，これらの神経伝達系が障害を受けていることが知られている。

　テアニンをラットに摂取させたところ，脳内のセロトニンおよびその代謝産物(5-ヒドロキシインドール酢酸)は顕著に低下した。さらにカテコールアミン量が変化することや，たとえば，テアニンを脳微小透析法を用いて脳線条体へ投与した結果，ドーパミン放出量は顕著に増加し，テアニンがドーパミン作動性ニューロンに対し何らかの作用を及ぼしている可能性が示唆された（図3）[2]。テアニンのドーパミン放出促進作用については，ほかの総説などを参照されたい。

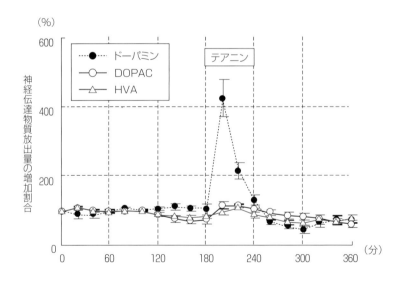

図3　脳線条体へのテアニン注入後のドーパミン放出量の変化
DOPAC: ジヒドロキシフェニル酢酸
HVA: ホモバニリン酸

テアニンと脳の働き（記憶学習能）について，いくつかの自発行動量や記憶・学習行動の解析を行った．たとえば，記憶・学習行動については，オペラント型明度弁別学習試験（operant discrimination learning test），受動的回避試験（passive avoidance test），能動的回避試験（active avoidance test），モリス水迷路試験（Morris water maze test），トランスファーテスト，新規物探索行動（novel object test）などを行った結果，それぞれの試験方法の意味合いは異なるものの，いずれの手法でも，テアニンによる脳機能改善効果が観察された[10]．また，ヒトボランティア試験では，自律神経系（交感神経系と副交感神経系とのバランス）の活性度，また，リラクゼーションを知るために脳波（α，β，δ，θ波）の解析を行った．その結果，テアニン摂取により交感神経系には影響がなかったものの，副交感神経系が活性化することがわかった[11]．また，テアニンを摂取した場合には，40分ほどすると，脳波のうちα波（α_1，α_2）の顕著な放出促進が観察された．これらの作用機構の詳細はわからないものの，テアニン摂取時には，精神的な安らぎを誘導しているように思われる．

おわりに

　昔から日本人に愛飲されている緑茶の健康に対する効果を，とくにテアニンというアミノ酸に焦点をあて，脳・神経系の側面から述べてきた．テアニンは蛋白質合成には利用されないアミノ酸であり，そのため，これまであまり研究されてこなかった物質である．それがわれわれの脳内にも取り込まれ，神経細胞保護作用や脳内物質代謝，およびいくつかの学習行動にも影響を及ぼした．また，ヒトに対しても，物質代謝だけでなく精神活動にまで影響を及ぼす可能性が明らかにされた．現在の日本は高ストレス社会といわれ，また，高齢化が進むなか，脳機能に関する各種疾患が深刻な社会問題となっている．とくに認知症については，早急な対策が必要になっている．これらの病気は罹患してからでは対症療法しかなく，予防医学的対策が重要である．なによりテアニンはお茶に含まれる食品成分であり，これが認知症を含めた障害や脳機能の改善に効果があるということになれば，超高齢社会における心身の健康維持に多いに役立つと思われる．

◆文　献
1) 酒戸弥二郎：茶の成分に関する研究．日本農芸化学会誌 23: 262-267, 1950
2) Yokogoshi H et al: Effect of theanine, γ-glutamylethylamide, on brain monoamines and striatal dopamine release in conscious rats. Neurochem Res 23(5): 667-673, 1998
3) Kakuda T et al: Protective effect of γ-glutamylethylamide (theanine) on ischemic delayed neuronal death in gerbils. Neurosci Lett 289(3): 189-192, 2000
4) 角田隆巳：緑茶成分テアニン及びカテキンの脳神経細胞保護作用について．FFI Journal 191: 51-55, 2001
5) Nozawa A et al: Theanine, a major flavorous amino acid in green tea leaves, inhibits glutamate-induced neurotoxicity on cultured cortical neurons. Soc Neurosci 382: 6, 1998
6) Nozawa A et al: Theanine, a glutamate analog, stimulates NMDA-receptors but suppresses excitatory effect of caffeine in cortical neurons. Soc Neurosci 335: 9, 1995
7) 長澤一樹：緑茶を飲んでボケ封じ．平成15年度第6回宇治茶健康フォーラム「緑茶と健康」講演要旨集．2004, pp3-15

8) Olson L et al: Nerve growth factor affects 11C-nicotine binding, blood flow, EEG, and verbal episodic memory in an Alzheimer patient. J Neural Transm Park Dis Dement Sect 4(1): 79-95, 1992
9) 木下徹也ほか：1994年度日本農芸化学会講演要旨集. 1994, p203
10) Yokogoshi H et al: Effect of theanine, γ-glutamylethylamide, on brain monoamines, striatal dopamine release and some kinds of behavior in rats. Nutrition 16: 776-781, 2000
11) Juneja LR et al: L-theanine – a unique amino acid of green tea and its relaxation effect in humans. Trends Food Sci Technol 10: 199-204, 1999

3 緑茶カテキン

古島 大資　山田 浩

はじめに

　認知症とは，生後に獲得された記憶，認知，判断などの精神機能が，アルツハイマー病，脳血管疾患，そのほかの要因により減退または消失し，それが持続することによって社会および日常生活が営めなくなった状態をいう。

　厚生労働省によると，わが国における認知症患者数は2012年（平成24）年でおよそ462万人，65歳以上の高齢者の約7人に1人と推計されている。また，軽度認知障害と推計される約400万人と合わせると，65歳以上の高齢者の約4人に1人が認知症またはその予備群と推定されている。現在，わが国では平均余命の延長による老年人口が急速に増加しており，それにともない認知症患者や認知機能低下者は，今後ますます増加することが予測されている。

　認知症の病型の大半を占めるのはアルツハイマー型認知症と血管性認知症および両者の混合型であるが，レビー小体型認知症など，ほかの病型によるものも10〜20％程度存在している。正常圧水頭症，甲状腺機能低下症，ビタミンB_1欠乏などに由来する一部の認知症を除き，現在のところ認知症に対する根本的な治療法はなく，認知症の進行にともなう医療・福祉ならびに経済的負担が深刻な社会問題となっている。そのため，認知症は「発症予防」「早期発見」「進展抑制」がきわめて重要な疾患といえる。

　緑茶などに含まれるカテキン類やテアニンには，抗酸化作用や抗炎症作用，神経保護作用があることが，すでに多くの基礎研究において示されている。これらの作用は，認知症の原因物質の一つであるアミロイドβ蛋白質の沈着により引き起こされる神経細胞死の抑制や神経伝達機構の調整により，認知機能の改善や低下の抑制に有用であると考えられている[1]。認知症モデル動物を用いた研究においても，カテキンやテアニンを投与することにより認知機能が改善されることが示されている。

　これらの知見から，認知症の発症予防や進展抑止に対する非薬物療法としての緑茶の利用が注目され，臨床的期待が高まっている。本項では，緑茶カテキンのヒトの認知機能に対する改善や低下抑制効果に着目し，これまでに実施された臨床研究（観察研究，介入試

表1 茶の飲用と認知機能に関する観察研究

著者（報告年）	研究デザイン	調査対象	おもな結果
Kuriyama et al. (2006)	横断研究	1,003人（日本人）70歳以上	緑茶の飲用と認知機能低下に負の関連が認められた。
Ng et al. (2008)	横断研究	2,501人（中国人）55歳以上	緑茶の飲用と認知機能低下に負の関連が認められた。
Huang et al. 2009	横断研究	681人（中国人）90〜108歳	茶の飲用と認知機能低下に負の関連が認められた（女性のみ）。
Feng 2010	横断研究	716人（中国人）55歳以上	緑茶の飲用と認知機能低下に負の関連が認められた。
Shen 2015	横断研究	9,375人（中国人）60歳以上	緑茶の飲用と認知機能低下に関連は認められなかった。
Noguchi-Shinohara 2014	コホート研究	723人（日本人）60歳以上 追跡：4.9年	緑茶の飲用と認知機能低下に負の関連が認められた。
Ng et al. (2008)	コホート研究	1,438人（中国人）55歳以上 追跡：1〜2年間	緑茶の飲用と認知機能低下に関連は認められなかった。
Feng (2012)	コホート研究	7,139人（中国人）80〜115歳 追跡：7年間	茶の飲用と認知機能低下に負の関連が認められた。
Tomata (2016)	コホート研究	13,645人（日本人）65歳以上 追跡：5.7年	緑茶の飲用による認知症発症リスクの低下が認められた。

験）について概説する。

1 観察研究（横断研究・コホート研究）について

　緑茶の飲用による認知機能への関連を調査した観察研究（横断研究・コホート研究）は，国内や中国などを中心に複数報告されている（表1）。以下では，国内および国外で緑茶に着目した研究の中から，主要な研究について概説する。

　国内で実施された研究として，栗山ら[2]は，宮城県仙台市鶴ケ谷地区に居住する70歳以上の高齢者，1,003人を対象として，緑茶の飲用量と認知機能低下との関連を検討する横断研究を実施した。その結果，ミニメンタルステート検査（Mini-Mental State Examination: MMSE）のスコアが26点未満を軽度認知障害と定義した場合，認知機能の低下のオッズ比は緑茶の飲用が週3杯未満の群と比較して，週4〜6杯または1日1杯飲用群で0.62（95%信頼区間：0.33-1.19），1日2杯以上飲用群で0.46（0.30-0.72）となり，緑茶の飲用量が多いほど認知機能の低下者の割合が有意に少ないことが示された。

　野口－篠原ら[3]は，石川県七尾市中島町に居住する60歳以上で認知機能低下が軽度（MMSE 24点以上）の者，490人を対象に，4.9年間の前向きコホート研究を実施した。その結果，認知機能低下のオッズ比が，緑茶の飲用習慣がまったくない群と比較して，週1〜6日飲用する群で0.47（0.25-0.86），毎日飲用する群で0.32（0.16-0.64）と，飲用量が

多いほど有意に少ないことを示した。

　また，緑茶の飲用量と認知症の発症リスクとの関連について報告した研究として，遠又ら[4]は，宮城県大崎市に居住する65歳以上の高齢者，13,645人を対象に5.7年間追跡した前向きコホート研究により，認知症発症のハザード比は，緑茶の飲用が1日1杯未満の群と比較し，飲用が1日5杯以上の群で0.73（0.61-0.87）となり，緑茶の飲用量が認知症発症のリスクの低下と有意に関連することを示した。

　国外で実施された研究では，Ngら[5]は，55歳以上の中国人，2,501人を対象とした横断研究において，茶の飲用頻度別で認知機能との関連を調べ，認知機能障害へのオッズ比は，まったく飲まない群と比較して，低頻度（1日1杯程度）で0.56（0.40-0.78），中頻度（1日10杯未満程度）で0.45（0.27-0.72），高頻度（1日10杯以上程度）で0.37（0.14-0.98）となり，飲用量依存的に認知機能障害のリスクが低かったことを示した。同様の結果はFeng（2012）らによる，80歳以上の中国人，7,139人を対象とした7年間の前向きコホート研究でも示されている[6]。

　一方，Shenら[7]が実施した60歳以上の中国人，9,375人を対象に実施した大規模横断研究では，緑茶の飲用と認知機能低下との関連は認められなかった。認知機能低下のオッズ比は，緑茶の飲用習慣がない集団と比較して1.04（0.72-1.51）であり，有意な低下は認められなかったと報告している。同様に，Ngら[5]が実施した前向きコホート研究でも，55歳以上の中国人（MMSEスコア24点以上），1,438人を対象に1～2年間追跡した結果，緑茶の飲用習慣がある群のオッズ比が0.82（0.58-1.16）であり，有意な低下抑制を認めなかった。

　以上のように，観察研究の結果からは，緑茶の飲用習慣と認知機能低下抑制との関連について一貫性のある結論は得られていない。また，国外の研究報告は，緑茶に限定しない茶（紅茶やウーロン茶など）の飲用と認知機能との関連を報告した研究も多く，緑茶に着目し，その有効性を議論するうえで十分に検証されているとはいいがたいのが現状である。

2 介入試験

　一般的に，介入試験（ランダム化比較試験など）は，観察研究と比較してエビデンスレベルが高い研究デザインとして知られている。緑茶やその成分摂取による認知症の発症予防あるいは認知機能低下の抑制に関するヒトを対象とした介入試験は，わずかではあるが報告されている（表2）。

　国内の研究としては，片岡ら[8]が平均年齢85歳の認知機能低下者（改訂長谷川式簡易知能評価スケールのスコアが21点以上），29人を対象にプラセボ対照比較試験を実施した。この試験では，被験者を，テアニン高含有緑茶抹カプセル1日2,040mg（カテキン類7.95％，テアニン2.33％）を摂取する介入群と，プラセボ群とにランダムに割付し，それぞれ12カ月間摂取した結果を比較したところ，介入群で認知機能評価スコアが有意に改善したことを示した。

　井出ら[9]は，65歳以上の認知機能低下者（MMSEスコア28点未満）12人を対象として，1日当たり緑茶抹2,000mg（総カテキン含有量227mg，テアニン42mg）を3カ月間摂取した

表2 茶の飲用と認知機能に関する介入試験

著者（報告年）	研究デザイン	調査対象	介入	おもな結果
Kataoka et al. (2009)	プラセボ対照試験	29人（日本人）64〜99歳	テアニン高含有緑茶抹（2,040mg/日）またはプラセボ 介入期間：12カ月	緑茶抹群で、認知機能低下を抑制する可能性が示唆された。
Park et al. (2011)	プラセボ対照試験	91人（韓国人）40〜75歳	カテキン含有サプリメント（1,680mg/日）またはプラセボ 介入期間：4カ月	補助食品群で、認知機能（記憶力、注意力）が有意に改善する可能性が示唆された。
Ide et al. (2014)	前後比較試験	12人（日本人）65歳以上	緑茶抹（2,000mg/日）介入期間：3カ月	緑茶抹摂取後、認知機能低下を抑制する可能性が示唆された。
Ide et al. (2016)	プラセボ対照試験	33人（日本人）65歳以上	緑茶抹（カテキン220.2mg、テアニン20.8mg）またはプラセボ 介入期間：12カ月	緑茶抹群で、認知機能低下を抑制する効果は認められなかった。

前後比較試験を実施した。その結果、介入前の平均MMSEスコア15.3（標準偏差：7.7）が介入後に17.0（8.2）と有意に改善が認められたと報告している。

一方、井出ら[10]がその後に実施した65歳以上の認知機能低下者（MMSEスコア28点未満）、33人を対象としたプラセボ対照ランダム化比較試験では、脂質代謝の改善は認められたものの、認知機能との有意な関連性は得られていない。この試験では、被験者を、1日当たり緑茶抹（カテキン220.2mg、テアニン20.8mg）を摂取した介入群とプラセボ群とにランダム割付を行い、それぞれ12カ月間の介入を実施している。その結果、開始時点の平均MMSEスコア（標準偏差）が介入群15.9（6.3）、プラセボ群15.7（4.4）であったのに対し、12カ月時点では、それぞれ16.5（7.2）、17.7（5.2）であり、両群とも平均MMSEスコアは上昇傾向であるが、プラセボとの比較において有意な改善は認められなかったと報告している。

国外で実施された研究では、Parkら[11]が、認知機能低下（MMSEスコア26点未満）を有する40〜75歳の韓国人、91人を対象としたプラセボ対照ランダム化比較試験を実施した。この試験では、被験者を、茶抽出サプリメント（名称：LGNC-07、緑茶抽出物1,440mg、テアニン240mg含有）を摂取した介入群とプラセボ群にランダムに割付け、16週間の介入を実施した結果、介入群で記憶力および注意力の低下が有意に抑制されたことを認めている。

以上のことから、介入試験の結果からは、一貫性のある結論がいまだに得られていないことがわかる。また、いずれの研究も、探索的に小規模集団において実施された試験であり、茶やその成分を利用したサプリメントの効果を明らかにすることを目的とした試験も含まれるため、緑茶の認知機能への関連を示す臨床的なエビデンスとして評価するまでには至っていない。今後、これまでに得られた知見に基づき適切にデザインされた比較対照試験などにより作用を検証し、エビデンスを確立していく必要があると考える。

3 今後の展望と課題

　カテキンやテアニンなど茶に含まれる天然化合物には，神経保護作用や調節作用があることから，茶の摂取による認知症の発症予防や認知機能低下の進展抑制が期待されている。1990年代以降，ヒトを対象とした疫学研究が展開され，その効果を支持する報告も存在するが，一貫性のある結果が得られているとはいいがたい。しかしながら，これまでに得られた知見は，臨床的なエビデンスを確立していくうえで重要な資料であるといえる。今後，さらに質の高い臨床研究を推進し，複数の研究成果を統合した解析などを行っていく必要があると考える。

◆文 献
1) Unno K: Effects of Green Tea Catechins on Aging and Dementia. Health Benefits of Green Tea: An Evidence-based Approach. Oxfordshire, CABI, 2017, pp178-184
2) Kuriyama S et al: Green tea consumption and cognitive function: a cross-sectional study from the Tsurugaya Project 1. Am J Clin Nutr 83(2): 355-361, 2006
3) Noguchi-Shinohara M et al: Consumption of green tea, but not black tea or coffee, is associated with reduced risk of cognitive decline. PLoS One 9(5): e96013, 2014
4) Tomata Y et al: Green Tea Consumption and the Risk of Incident Dementia in Elderly Japanese: The Ohsaki Cohort 2006 Study. Am J Geriatr Psychiatry. 24(10): 881-889, 2016
5) Ng TP: Tea consumption and cognitive impairment and decline in older Chinese adults. Am J Clin Nutr 88(1): 224-231, 2008
6) Feng L et al: Tea drinking and cognitive function in oldest-old Chinese. J Nutr Health Aging 16(9): 754-758, 2012
7) Shen W et al: Tea Consumption and Cognitive Impairment: A Cross-Sectional Study among Chinese Elderly. PLoS One 10(9): e0137781, 2015
8) 片岡洋祐ほか：テアニン高含有緑茶抹摂取による高齢者の認知症予防効果．日未病システム会誌 15(1): 17-23, 2009
9) Ide K et al: Green tea consumption affects cognitive dysfunction in the elderly: a pilot study. Nutrients 6(10): 4032-4042, 2014
10) Ide K et al: Effects of green tea consumption on cognitive dysfunction in an elderly population: a randomized placebo-controlled study. Nutr J 15(1): 49, 2016
11) Park SK et al: A combination of green tea extract and l-theanine improves memory and attention in subjects with mild cognitive impairment: a double-blind placebo-controlled study. J Med Food 14(4): 334-343, 2011

4 β-クリプトキサンチン

海野 けい子

1 β-クリプトキサンチンとは

　野菜や果物に含まれる色鮮やかな色素の多くは，カロテノイドと呼ばれる成分である。カロテノイドは酸素を含まない炭化水素化合物であるカロテンと，酸素を含むキサントフィルに大きく分類される。カロテンにはα-カロテン，β-カロテン，リコペンなどが含まれ，キサントフィルにはβ-クリプトキサンチン（図1），ルテイン，ゼアキサンチン，アスタキサンチンなどが含まれる。ヒトはカロテノイドを合成できないので，生体にとって必要なカロテノイドは食物から摂取する必要がある。β-クリプトキサンチンが多く含まれている食品は，温州ミカン，ビワ，柑橘類，カキ，赤ピーマン，ネクタリン，パパイヤ，モモなどである。三ヶ日みかん（静岡県浜松市北区三ヶ日町産の温州ミカン）は，2015年に機能性表示食品として届出された。この場合の機能性は，β-クリプトキサンチンが骨代謝のはたらきを助けることにより骨の健康に役立つことであり，骨代謝に効果が期待できるβ-クリプトキサンチンの摂取量は3mg/日と考えられている[1]。三ヶ日みかん1個（中サイズ，約90g）あたりβ-クリプトキサンチンが1mg以上含まれていることが確かめられている[1]。

2 β-クリプトキサンチンの脳に対する作用

　β-クリプトキサンチンの脳に対する作用はほとんど報告されていないが，これまでに

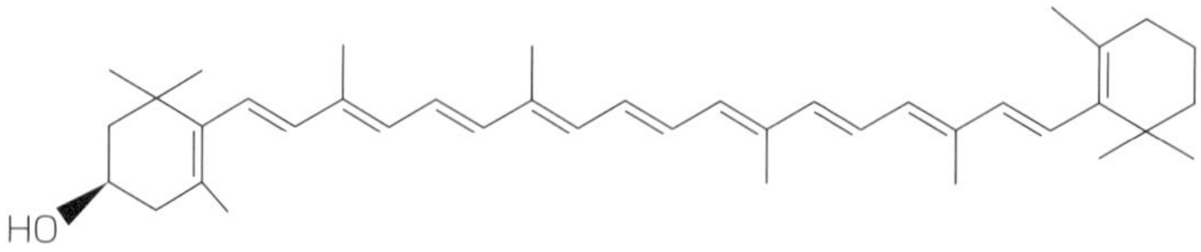

図1　β-クリプトキサンチンの構造

> **表1** マウスを用いた実験によって見出されたβ-クリプトキサンチンの脳に対する作用
>
> 1　加齢にともなう脳機能低下の抑制
> 2　脳内DNA酸化傷害の軽減
> 3　生存期間の延長
> 4　脳内へのβ-クリプトキサンチンの取り込みと脳機能との相関性

マウスを用いた実験によって，β-クリプトキサンチンの脳に対する作用がいくつか見出されている（表1）[2]。

β-クリプトキサンチンあるいはミカン果汁を摂取していたマウスでは，脳内に取り込まれたβ-クリプトキサンチンが脳内の酸化傷害を軽減することにより，加齢にともなう脳機能の低下を抑制している可能性が示唆され，ヒトにおいても加齢にともなう認知機能の低下を改善することが期待されている。

3　認知症の発症および進展に影響を及ぼす因子

認知症には遺伝的要因も関与しているが，加齢にともない認知症の患者数が急激に増加することから，「脳の老化」は認知症の最大の危険因子である。したがって，脳の老化を予防する対策は，認知症対策としてきわめて重要である。長期にわたるストレスはさまざまな心身の疾患の発症や進展に強く関与するが，脳の老化を促進することも動物実験で確かめられている[3]。β-クリプトキサンチンはストレスを軽減し，脳の老化を抑制することが動物実験で確かめられた。臨床試験においてもβ-クリプトキサンチンのストレス軽減効果が確認されたことから[4]，ストレス軽減を介し，認知症を予防する効果があると考えられる。また糖尿病は認知症発症のリスクを高めることが疫学的に明らかとなっている。β-クリプトキサンチンによる糖尿病予防効果が，動物実験ならびに疫学調査の結果から明らかになっていることから[5]，糖尿病予防を介して認知症を予防する可能性も考えられる。

4　脳機能へのストレスの影響とβ-クリプトキサンチン摂取の効果：動物実験

マウスにストレスを負荷し，寿命ならびに学習・記憶能に対するβ-クリプトキサンチンの効果を検討した。実験には老化促進モデルマウス（SAMP10）を用いた。SAMP10は通常のマウスに比べ寿命が短いこと，脳内での活性酸素の産生レベルが高いこと，加齢にともない脳機能の低下や脳の萎縮が生ずることから，ヒトの正常老化に近いモデルとして使用した。マウスではカロテノイド類がすみやかに排出され生体への取り込み率がヒトに比べて低いことから，マウスへのβ-クリプトキサンチンの投与量は1.5μg/mL（0.5mg/kg）とし，マウスに飲水として自由摂取させた。雄マウスの縄張り意識を利用した対面飼育法によりストレスを負荷した結果，通常の水を摂取していたマウスに比べ，β-クリプトキサンチンを含む水を摂取していたマウスでは平均生存期間が有意に延長した（図2）。

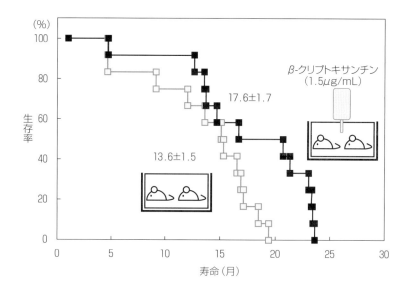

図2 寿命に対するβ-クリプトキサンチンの効果

4週齢の老化促進モデルマウス（SAMP10）を2匹ずつ1カ月間，仕切り板を入れたケージ内で別々に飼育（単独飼育）して縄張り意識を確立させた後，仕切り板を除き自分の縄張りにほかのマウスがいる条件下で飼育を継続した（対面飼育）。この条件下では両方のマウスで，ストレス応答器官である副腎が有意に肥大していることが確かめられている[3]。通常の水を摂取していたマウスに比べ，β-クリプトキサンチン（1.5μg/mL）を摂取していたマウスでは平均生存期間が有意に延長し，ストレスによる寿命短縮がβ-クリプトキサンチンにより抑制されたと考えられる。

　また，このマウスにとって中高齢に相当する9～10カ月齢時に学習能および記憶能を比較した。マウスが暗所を好む性質を利用し，マウスが明室から暗室に移動した時に弱い電気ショックを与え，マウスに暗室に入らないことを学習させた。学習に要した時間から学習能を比較した結果，ストレスを負荷していたマウスでは学習能が低下していたが，β-クリプトキサンチンを摂取していた群において学習能の低下が有意に抑制された（図3）。1カ月後に同じ試験を行い，マウスが暗室に行かないことを覚えているかどうかを調べた。その結果，β-クリプトキサンチンを摂取していたマウスでは記憶能の低下も抑制されていた（図3）。これらのことから，長期にわたるストレスは寿命の短縮とともに認知機能の低下を促進するが，β-クリプトキサンチンはストレスを軽減することにより認知機能の低下を抑制する作用があることが示された。

5　β-クリプトキサンチンのストレス軽減効果：臨床研究

　20歳代女性の健康ボランティア（12人）について，β-クリプトキサンチンのストレス軽減効果を検討した[4]。被験者をβ-クリプトキサンチンを高めたミカン果汁摂取群（β-クリプトキサンチン群）と，ミカン果汁からβ-クリプトキサンチンを除いたプラセボ果汁摂取群（プラセボ群）との2群に割付け，二重盲検群間比較試験を行った。ミカン果汁およびプラセボ飲料はいずれも白色の容器に入っているものを使用して被験者には区別

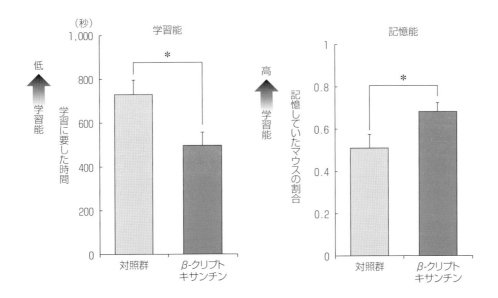

図3 学習・記憶能に対するβ-クリプトキサンチンの効果

対面飼育を7カ月間行った9カ月齢のマウスについて学習能を比較した。学習能はマウスが暗所を好む性質を利用し，マウスが明室から暗室に移動した時に弱い電気ショックを与え，マウスに暗室に入らないことを学習させた。学習に要した時間が長いほど学習能が低下していることを意味しており，β-クリプトキサンチン（1.5μg/mL）を摂取していたマウスでは，ストレスによる学習能の低下が抑制されていた。1カ月後に同じ試験を行い，マウスが暗室に行かないことを覚えているかどうか調べることにより記憶能を評価した。β-クリプトキサンチンを摂取していたマウスでは，ストレスによる記憶能の低下が抑制されていた。

がつかないようにし，午前中に毎日1本（125mL）を飲用してもらった。ミカン果汁中のβ-クリプトキサンチンの濃度は3.30mg/125mLであった。一方，プラセボ飲料中のβ-クリプトキサンチンの濃度は，検出限界（0.008mg/100g）以下であった。

生理的なストレス状態は，唾液アミラーゼ活性（sAA）を測定することにより評価した。sAAは交感神経-副腎髄質系の神経活動を評価するための指標になると考えられており，起床時は低く，活動にともなう生理的および心理的ストレスに反応して上昇する。そこで被験者は，朝と夕方にsAAを測定した。その結果，プラセボ群では夕方のsAAが有意に上昇したが，β-クリプトキサンチン群ではsAAの上昇が抑えられていたことから，ストレスが軽減されていたことが示唆された（図4）。

この試験では20歳代男性の健康ボランティア（8人）についても同様の試験を行ったが，β-クリプトキサンチン摂取の効果は確認できなかった。β-クリプトキサンチンの血中濃度には性差があり，男性は女性より低いことが報告されている[6]。β-クリプトキサンチンによるストレス軽減作用に性差があるかどうかは，今後の検討課題である。

6 脳のカロテノイド

脳内にはルテインおよびゼアキサンチン（図5）がほかのカロテノイドに比べ多く含ま

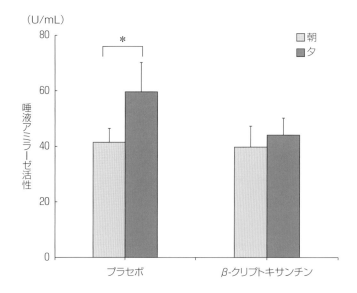

図4 女子学生に対するβ-クリプトキサンチンのストレス軽減効果

20歳代女性の健康ボランティアは，β-クリプトキサンチンを高めたミカン果汁あるいはプラセボ果汁を午前中に毎日1本（125mL）飲用し，朝と夕方に唾液アミラーゼ活性（sAA）を測定した。プラセボ群では夕方のsAAが有意に上昇したが，β-クリプトキサンチン群ではsAAの上昇が抑えられていた。

（文献4のデータを改変）

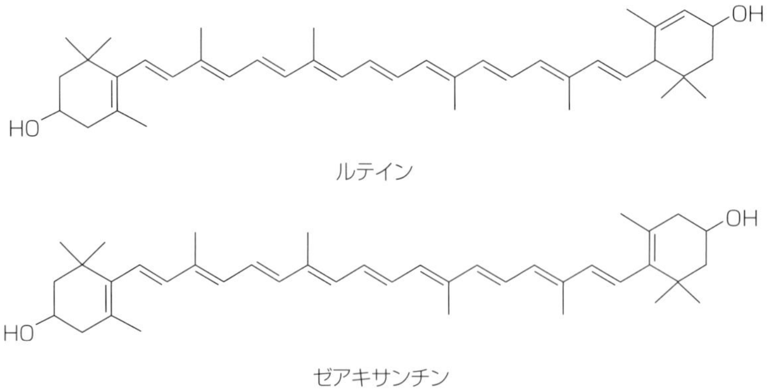

図5 ルテインおよびゼアキサンチンの構造式

れていることが明らかとなり，認知症との関連についての研究が近年多く行われていることから，β-クリプトキサンチンと同じキサントフィルに属するルテインおよびゼアキサンチンについて，これまでの知見を紹介する。

　高齢者の脳内のカロテノイドレベルについて測定が行われた結果，β-カロテンをはじめとするカロテノイド類が存在し，とくにキサントフィル類（ルテインおよびゼアキサンチン）が多く含まれていることが報告された[7]。ルテインおよびゼアキサンチンは網膜黄

斑部に高く蓄積することが知られているが，脳においてもこれらは選択的に取り込まれていると考えられている。脳内および網膜黄斑部のルテインおよびゼアキサンチンの濃度は血漿中の濃度と相関していること[8]，血漿中のカロテノイド量が少ないほど認知症の危険率が高まることが報告されている[9]。また網膜黄斑部のルテインおよびゼアキサンチン量と高齢者の認知機能との間に相関性があること[10]，成人および高齢者への介入試験結果[11,12]から，脳内のルテインおよびゼアキサンチンの認知機能への関与が示唆されている。一方，遺伝的な背景が異なるサル（インド産と中国産）に同量のルテインを摂取させた場合，脳内でのキサントフィル量が異なることが報告されており[13]，遺伝的背景ならびに食生活が異なるヒトの場合の評価は十分な検討が必要と考えられる。

◆文 献

1) 杉浦実：新機能性食品制度における生鮮食品の表示に向けた取組み―JAみっかびの三ヶ日みかんを実例に. 生物工学会誌 94(10): 615-618, 2016
2) Unno K et al: Beta-cryptoxanthin, plentiful in Japanese mandarin orange, prevents age-related cognitive dysfunction and oxidative damage in senescence-accelerated mouse brain. Biol Pharm Bull 34(3): 311-317, 2011
3) Unno K et al: Theanine intake improves the shortened lifespan, cognitive dysfunction and behavioural depression that are induced by chronic psychosocial stress in mice. Free Radic Res 45(8): 966-974, 2011
4) Unno K et al: Possible gender difference in anti-stress effect of β-cryptoxanthin. Yakugaku Zasshi 136(9): 1255-1262, 2016
5) Sugiura M et al: High-serum carotenoids associated with lower risk for developing type 2 diabetes among Japanese subjects: Mikkabi cohort study. BMJ Open Diabetes Res Care 3(1): e000147, 2015
6) Xiang J et al: Sex and seasonal variations of plasma retinol, alpha-tocopherol, and carotenoid concentrations in Japanese dietitians. Asian Pac J Cancer Prev 9(3): 413-416, 2008
7) Craft NE et al: Carotenoid, tocopherol, and retinol concentrations in elderly human brain. J Nutr Health Aging 8(3): 156-162, 2004
8) Johnson EJ et al: Relationship between serum and brain carotenoids, α-tocopherol, and retinol concentrations and cognitive performance in the oldest old from the georgia centenarian study. J Aging Res 2013: 951786, 2013
9) Feart C et al: Plasma carotenoids are inversely associated with dementia risk in an elderly french cohort. J Gerontol A Biol Sci Med Sci 71(5): 683-688, 2016
10) Vishwanathan R et al: Macular pigment optical density is related to cognitive function in older people. Age Ageing 43(2): 271-275, 2014
11) Renzi-Hammond LM et al: Effects of a lutein and zeaxanthin intervention on cognitive function: a randomized, double-masked, placebo-controlled trial of younger healthy adults. Nutrients 9(11): pii: E1246, 2017
12) Hammond BR Jr et al: Effects of lutein/zeaxanthin supplementation on the cognitive function of community dwelling older adults: a randomized, double-masked, placebo-controlled trial. Front Aging Neurosci 9: 254, 2017
13) Mohn ES et al: Brain xanthophyll content and exploratory gene expression analysis: subspecies differences in rhesus macaque. Genes Nutr 12: 9, 2017

5　ノビレチン

松崎 健太郎　　大泉 康

はじめに

　筆者らは，アルツハイマー病（AD）をはじめとする認知症の予防・改善効果を有する天然薬物を探索する過程において，柑橘類果皮成分のノビレチン（図1）が抗認知症効果を有することを見出した[1-3]。本項では，ノビレチンによる認知症の予防・改善効果やその作用機序について，筆者らが動物実験や培養実験から得た重要な成果の一部を概説する。

1　動物実験による検証

1）マウス
①嗅球摘出マウス

　AD患者では，皮質や海馬などにおけるコリン作動性神経の変性・脱落により記憶・学習機能が障害されることが知られている。マウス嗅球を摘出すると，中枢コリン作動性神経の変性に起因する学習・記憶障害を示すことから，本モデルマウスはADの臨床所見を再現した認知症モデル動物として汎用されている。このマウスにノビレチンを腹腔内投与（50 mg/kg）あるいは経口投与（50～100 mg/kg）すると，いずれの投与経路によっても

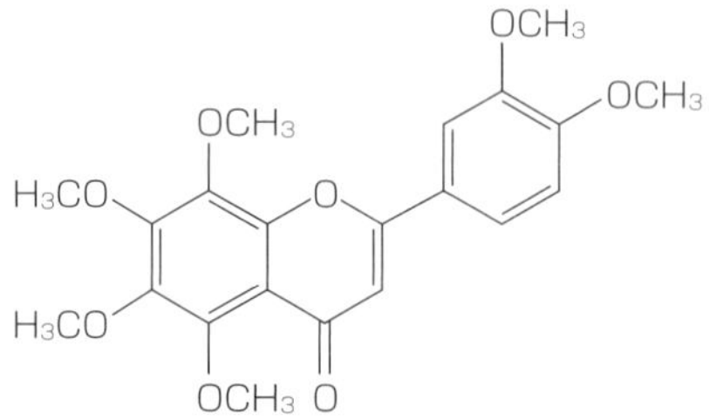

図1　ノビレチンの化学構造

記憶障害が顕著に改善されることがY字型迷路試験を用いた解析から明らかになった。本モデルマウスの海馬のコリン作動性神経変性に対するノビレチンの効果を，アセチルコリンエステラーゼ活性染色にて検討した結果，ノビレチンはこの変性を顕著に抑制した。以上の結果から，ノビレチンが本モデルマウスの海馬においてコリン作動性神経の変性を抑制することにより，その認知機能障害を著しく改善させることを示すことに世界で初めて成功した[3]。

② NMDA受容体遮断薬誘発性記憶障害モデルマウス

グルタミン酸作動性神経に分布するN-methyl-D-aspartate（NMDA）受容体は記憶の形成に深く関与しており，この受容体の機能低下は認知障害やAD発症に関与することが知られている。NMDA受容体遮断薬MK-801により誘発される学習・記憶障害に対するノビレチンの効果を検討したところ，ノビレチン（10〜50 mg/kg, i.p.）を7日間連続投与すると，MK-801誘発性記憶障害が改善することが恐怖条件付け試験および受動回避試験において確認された。なお，海馬におけるextracellular signal-regulated kinase（ERK）の活性化は記憶形成に重要であり，MK-801は海馬のERKの活性化を阻害する。ノビレチンはこのMK-801による海馬ERKリン酸化の阻害を顕著に抑制した。これらの結果より，ノビレチンは海馬におけるERKシグナルの活性化を介して，MK-801誘発性記憶障害を改善させると考えられる[3]。

③ SAMP8マウス

老化促進モデルのSAMP8マウスは，タウ蛋白質（Tau）の異常リン酸化やアミロイドβ（Aβ）斑の形成，脳内酸化ストレスの増大，認知機能の低下などのAD様病状を示す。4〜6カ月齢のSAMP8マウスにノビレチン（10〜50 mg/kg, i.p.）を1カ月間投与した結果，物体認知記憶障害および文脈依存的恐怖記憶障害が顕著に改善された。また，SAMP8マウスの海馬では，Aβの蓄積だけではなく，Tauのセリン（Ser）202およびスレオニン（Thr）231のリン酸化レベルの上昇が認められたが，ノビレチンによっていずれも著しく抑制された点がとくに注目される。さらにノビレチンは，脳内のグルタチオンや抗酸化酵素の活性を亢進することが明らかになった。以上の結果から，ノビレチンはSAMP8マウスにおいてAβ沈着やTauリン酸化の抑制，さらに酸化ストレスを軽減して記憶障害を改善すると考えられる[3]。

④ APP-SL7-5 Tgマウス

スウェーデン型およびロンドン型の二つの変異を有するヒトアミロイドβ前駆体蛋白質（APP）695を過剰発現するAPP-SL7-5 Tgマウスは，9カ月齢では海馬および嗅内皮質におけるAβ斑はわずかしか観察されないが，12カ月齢以降では顕著なAβ斑の形成と認知機能障害が認められるようになる。このマウスにノビレチン（10 mg/kg, i.p.）を9カ月齢から4カ月間毎日投与したところ，文脈依存性恐怖記憶障害が顕著に改善された。また，ノビレチン投与により海馬におけるAβ沈着が減少することが明らかとなった。さらに，脳内の不溶性Aβ_{1-40}およびAβ_{1-42}量をELISA法により測定したところ，ノビレチン投与によりいずれも顕著に減少していることが確認された。ノビレチンは本モデルマウスの海馬においてAβの蓄積を抑制するとともに，記憶障害を改善することが明らかになった[4]。

⑤3XTg-ADマウス

3XTg-ADマウスは，APPからAβを産生するγ-セクレターゼの主要酵素プレセニリン1（PS1），APPおよびTauの3つの遺伝子に変異を有し，Aβ斑形成，神経原線維変化および認知機能障害などのAD様病状を示す。このマウスに3カ月間ノビレチンを投与（10～30 mg/kg; i.p.）した結果，短期記憶障害が顕著に改善された。また，ノビレチンの投与により，海馬における可溶性Aβ$_{1-40}$量は顕著に減少することが，免疫組織学的解析やELISA法により明らかになった[5]。

⑥脳虚血誘発性記憶障害モデルマウス

マウス頸動脈を閉塞すると，高度の記憶障害が起きる。そこで，総頸動脈閉塞モデルマウスにおける脳虚血誘発性の記憶障害に対するノビレチンの効果を受動的回避試験およびY字型迷路試験を用いて検討した。ノビレチン（50 mg/kg, i.p.）を脳虚血の前後に7日間ずつ連続投与したところ，連合記憶障害および短期記憶障害が著しく改善された。また，脳虚血マウスの海馬CA1領域では，calcium/calmodulin-dependent protein kinase II（CaMK II）やmicrotubule-associated protein 2（MAP2）などの発現量が著しく減少したが，ノビレチンはこれらの蛋白質発現量の減少を抑制した。さらに，虚血障害によるlong term potentiation（LTP）の減少がノビレチンにより改善された。これらの結果より，ノビレチンはCaMK IIやERKを活性化し，脳虚血による記憶障害を改善することが明らかになった[6]。

2）ラット

①Aβ$_{1-40}$脳室投与型ADモデルラット

脳内におけるAβの過剰産生および脳内蓄積は，AD発症の原因の一つとして重要視されている。Aβ$_{1-40}$を側脳室内に持続的に注入すると認知機能障害が起きるため，このラッ

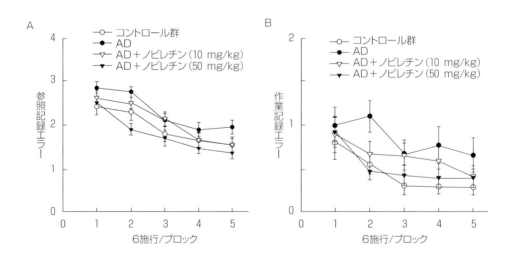

図2 八方向放射状迷路課題を用いたノビレチンの抗認知症効果の解析

ノビレチンは，Aβ$_{1-40}$をラットの脳室に注入して作製したADモデル動物において，参照記憶エラー（A）および作業記憶エラー（B）を顕著に改善した。

（文献7より引用，一部改変）

トは広くADモデル動物として用いられている。本モデルラットの認知機能を八方向放射状迷路試験で測定したところ，作業記憶エラーならびに参照記憶エラーが増大したことから，短期記憶および長期記憶が障害されていることが明らかになった。興味深いことに，本モデル動物にノビレチン（10〜50 mg/kg, i.p.）をAβ_{1-40}脳室投与の前後に7日間ずつ投与したところ，Aβ_{1-40}誘発性の短期および長期記憶障害が顕著に改善された（図2）。ノビレチンは，Aβ_{1-40}誘発性の記憶障害を予防・改善する作用を有することが明らかになった[7]。

②脳虚血／再灌流誘発性記憶障害モデルラット

　脳血管の閉塞により一定時間虚血した脳組織に血流が再開（脳虚血／再灌流）すると，脳組織内で活性酸素種などの毒性物質が産生され，脳浮腫や神経細胞死の誘発にともない脳機能が低下する。ラット中大脳動脈の閉塞による脳虚血／再灌流モデルラットに対するノビレチンの効果を検討した。ラット中大脳動脈を閉塞し，再灌流した直後と1時間後にノビレチン（計30 mg/kg, i.v.）を投与したところ，ノビレチンはこのモデル動物の脳浮腫と神経細胞死を顕著に抑制した。また，脳虚血／再灌流により生じた運動障害が，ノビレチン投与により改善されることが明らかになった。ノビレチンは，脳虚血／再灌流に対する神経保護作用を有することが示された[8]。

2 培養実験における検証

1）培養細胞

①ラット海馬初代培養神経細胞

　海馬神経細胞におけるcAMP response element binding protein（CREB）のリン酸化やCRE依存的な転写を介した記憶関連遺伝子の発現調節は，protein kinase A（PKA）やERKなどのキナーゼによって制御され，記憶形成に重要とされる。ノビレチンは海馬初代培養神経細胞において，CREBリン酸化およびCRE依存的な転写を顕著に促進し，またPKA活性やERKのリン酸化を顕著に促進した。さらに，CRE依存的な転写産物であるc-fosやneuronal growth factor（NGF）などのmRNA発現量が，ノビレチンによって増加した。以上の結果より，ノビレチンはPKAやERKなどのシグナル伝達を介してCREBのリン酸化およびCRE依存的な転写を促進し，NGFなどの記憶形成に関連する因子の産生を促すことで神経可塑性に影響することが示された。一方，ADの原因物質であるAβはPKA/CREBシグナルを阻害し，認知機能を障害することが知られている。Aβ_{1-40}は海馬初代培養神経細胞においてグルタミン酸により惹起されるCREBリン酸化を阻害したが，ノビレチンはこれを著しく改善するというきわめて興味深い事実が明らかにされた。以上の結果から，ノビレチンはAβによるCREBリン酸化阻害を抑制することによって，記憶障害改善作用を示すと考えられる[9]。

②ラット副腎褐色細胞腫由来細胞株PC12D

　ラット副腎褐色細胞腫由来細胞株PC12Dにおいて，ノビレチンはPKA/ERK/CREBシグナルやCRE依存性転写を亢進し，NGF様の突起伸展作用を示した。また，ノビレチンはNMDA型受容体サブユニット，ムスカリン性アセチルコリン受容体およびコリンアセ

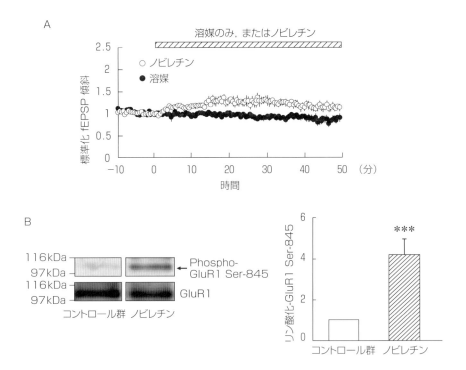

図3 ノビレチンのLTP誘導効果
A: ノビレチンは，マウスの海馬スライスCA1領域においてLTPを誘導した。
B: ノビレチンは，海馬におけるLTP誘導に重要な役割を持つGluR1 Ser-845のリン酸化を顕著に促進した。
（文献9より引用，一部改変）

チル基転移酵素，c-fosさらにCREB結合蛋白質などの遺伝子発現量を著しく増加させることが明らかになった[2,10]。これらの結果は，種々の認知症モデル動物に対するノビレチンによる認知機能改善効果のメカニズムとして関与していると考えられる。

③ヒト神経芽細胞腫由来細胞株SK-N-SH

ヒト神経芽細胞腫由来細胞株SK-N-SHなどの細胞をノビレチン含有培地で培養したところ，小胞体ストレス反応遺伝子Ddit3，TribおよびAsnsなどの遺伝子発現が顕著に増加し，一方で，細胞周期制御遺伝子Ccna2およびチオレドキシン結合蛋白質の遺伝子TXNIPなどの発現量が減少した。さらに，ノビレチンがツニカマイシン誘発性のアポトーシスやTXNIP蛋白質発現の上昇を抑制することが示された。また，$A\beta$分解酵素ネプリライシン1（NEP1）遺伝子発現やその酵素活性が，ノビレチンにより亢進されることが明らかとなった[2]。これらの事実は，ノビレチンが$A\beta$の蓄積や$A\beta$による酸化ストレス障害を改善する作用を有することを示しており，さまざまな認知症モデル動物におけるノビレチンの認知機能改善効果に関与していると考えられる。

④iPS細胞由来のADモデル神経細胞

PS1変異を有し$A\beta$を過剰に産生するヒトiPS細胞由来のADモデル神経細胞を用いてノビレチンの$A\beta$分解作用を検討したところ，ノビレチンはNEP1遺伝子発現亢進を介し

てAβ分解を促進し、細胞内外のAβを減少させることが示された。これらの結果から、ノビレチンはNEP1の発現・活性を亢進することでAβ分解を促進し、Aβ誘発性記憶障害を改善することが示された[2]。

2）脳スライス

Alpha-amino-3-hydroxy-5-methyl-4-isoxazolepropionic acid（AMPA）受容体は、GluR1-4サブユニットからなり、記憶形成に密接に関与する。海馬におけるPKA活性の亢進やそれにともなうAMPA受容体サブユニットGluR1 Ser-845のリン酸化は、AMPA受容体の細胞膜移行を促進し、LTPを誘導することが知られている。マウス海馬スライスCA1領域を用いた電気生理学的な解析により、ノビレチンは単独でLTPを誘導するという大変興味深い事実を見出すことに成功した（図3A）。また、ノビレチンによるLTP誘導メカニズムには、海馬におけるPKAの活性化やGluR1 Ser-845のリン酸化が関与することが明らかになった（図3B）。これらの結果は、ノビレチンが海馬においてPKA活性を促進し、GluR1のリン酸化を亢進することで、ポストシナプスにおけるAMPA受容体の細胞膜発現を増加させ、その結果LTPが誘導されたことを示すものである[9]。

おわりに

本項では、さまざまな実験系におけるノビレチンの抗認知症効果とそのメカニズムについて、筆者らの研究成果の一部を述べた。ノビレチンは、マウスだけではなくラットなどの認知症モデル動物においても、しかも経口投与や腹腔内投与のいずれの投与方法によっても、抗認知症効果を発現することが示された。とくに、ノビレチンはADモデル動物や脳虚血モデル動物に加え、パーキンソン病モデル動物[11]の記憶障害も改善する点が興味深い。また、マウスに経口あるいは腹腔内投与されたノビレチンやその代謝産物は、すみやかに血液脳関門を通過することが明らかになった[12]。さらに、ノビレチンを多く含む柑橘類果皮エキスが、ドネペジル療法中のAD患者における認知機能障害の進行を防ぐことも、少数例ではあるが報告されている[13]。ノビレチンや柑橘類果皮エキスに関する研究成果に基づいて、抗認知症作用を有する機能性食品や医薬品の開発が望まれる。

謝辞
本項で述べた研究成果の大部分は、東北大学大学院薬学研究科、静岡県立大学大学院薬学研究科、東京薬科大学薬学部、名古屋大学大学院医学系研究科、島根大学医学部および東北福祉大学感性福祉研究所の研究者、大学院生、学部生との共同研究によるものであり、厚く御礼申し上げる。

◆文献
1) 大泉康：認知症の予防・治療技術開発の新しい戦略－天然物を用いたアプローチ．薬学雑誌 135(3): 449-464, 2015
2) 大泉康, 木村純子：柑橘類成分ノビレチンの抗認知症機能性食品開発研究に必要な薬理学的エビデンス．応用薬理 91(1/2): 1-9, 2016
3) Nakajima A et al: Anti-dementia activity of nobiletin, a citrus flavonoid: a review of animal studies. Clin Psychopharmacol Neurosci 12(2): 75-82, 2014

4) Onozuka H et al: Nobiletin, a citrus flavonoid, improves memory impairment and Aβ pathology in a transgenic mouse model of Alzheimer's disease. J Pharmacol Exp Ther 326(3): 739-744, 2008
5) Nakajima A et al: Nobiletin, a citrus flavonoid, improves cognitive impairment and reduces soluble Aβ levels in a triple transgenic mouse model of Alzheimer's disease (3XTg-AD). Behav Brain Res 289: 69-77, 2015
6) Yamamoto Y et al: Nobiletin improves brain ischemia-induced learning and memory deficits through stimulation of CaMKII and CREB phosphorylation. Brain Res 1295: 218-229, 2009
7) Matsuzaki K et al: Nobiletin restoring β-amyloid-impaired CREB phosphorylation rescues memory deterioration in Alzheimer's disease model rats. Neurosci Lett 400: 230-234, 2006
8) Yasuda N et al: Neuroprotective effect of nobiletin on cerebral ischemia-reperfusion injury in transient middle cerebral artery-occluded rats. Brain Res 1559: 46-54, 2014
9) Matsuzaki K et al: Nobiletin, a citrus flavonoid with neurotrophic action, augments protein kinase A-mediated phosphorylation of the AMPA receptor subunit, GluR1, and the postsynaptic receptor response to glutamate in murine hippocampus. Eur J Pharmacol 578(2-3): 194-200, 2008
10) Nagase H et al: Mechanism of neurotrophic action of nobiletin in PC12D cells. Biochemistry 44(42): 13683-13691, 2005
11) Yabuki Y et al: Nobiletin treatment improves motor and cognitive deficits seen in MPTP-induced Parkinson model mice. Neuroscience 259: 126-141, 2014
12) Saigusa D et al: High-performance liquid chromatography with photodiode array detection for determination of nobiletin content in the brain and serum of mice administrated the natural compound. Anal Bioanal Chem 400(10): 3635–3641, 2011
13) Seki T et al: Nobiletin-rich Citrus reticulatepeels, a kampo medicine for Alzheimer's disease: a case series. Geriatr Gerontol Int 13(1): 236-238, 2013

6 レスベラトロール

武田 朱公　　森下 竜一

はじめに

　認知症の治療法開発に向けた研究が精力的に進められているが，現時点で根本的な治療法は確立されていない。認知症患者ではさまざまな原因により神経細胞が死滅し，脳萎縮をきたす。一度障害された神経細胞を再生することは困難であるため，早期からの治療介入や予防が重要である。最近の研究から，ポリフェノールの一種であるレスベラトロールに神経保護作用があり，認知機能を改善する効果があることが示されている。レスベラトロールは赤ワインやピーナッツなどに多く含まれていることが知られており，これらの食品が認知症予防に有効である可能性がある。
　本項では，機能性食品としてのレスベラトロールの性質，神経保護作用とそのメカニズム，認知機能に対する臨床的効果に関する最近の知見を概説し，認知症予防法としてのレスベラトロール摂取について今後の展望を述べたい。

1 レスベラトロール

　レスベラトロールはポリフェノールの一種であり，植物が産生する代謝産物に由来する。植物にとっては，細菌感染や化学的ストレスなどから自分の体を守るための防御因子として働く。人間が摂取する食品の中ではおもにピーナッツ，ピスタチオ，ベリーなどに含まれ，とくに赤ワインではその含有量が高い。
　レスベラトロールは人間の生体に対してもさまざまな効果を持つことが知られてきているが，そのきっかけとなった一つが「フレンチ・パラドックス」である。これは，「フランス人は脂肪分の多いフランス料理を食べる習慣があり喫煙率も高いにもかかわらず，心筋梗塞などの心血管疾患の発症率が比較的低い」という疫学的観察のことである。この現象を説明する原因（物質）として，フランス人が多く摂取する赤ワインの中に含まれるレスベラトロールが注目された[1]。実際にフランスのボルドー地方で実施された臨床研究では，適量の赤ワインを摂取している高齢者では認知症の発症リスクが低下していることが示さ

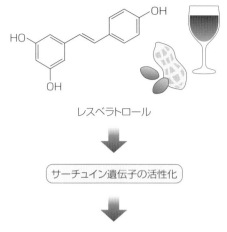

図1 レスベラトロールの抗老化作用
レスベラトロールは赤ワインやピーナッツなどの食品に含まれ，サーチュイン遺伝子を活性化させることで抗老化作用を発揮する。

れている[2]。

また，カロリー制限が老化を抑制し寿命を延長することが知られているが，これにはサーチュイン遺伝子の活性化が関与している[3]。レスベラトロールはサーチュイン遺伝子を活性化する物質として同定され[4]，カロリー制限と同様の老化抑制作用を持つことが細胞実験や動物実験により証明されている（図1）。これらの知見から，レスベラトロールが脳の老化疾患である認知症の予防や治療に有効である可能性に期待が集まるようになった。

2 認知症（アルツハイマー病）の病態

認知症にはさまざまな原因疾患があり，その大部分を占めるのがアルツハイマー病である。アルツハイマー病患者の脳内には老人斑と呼ばれる病理所見が出現し，それにともなって神経細胞死が起こる。この老人斑はアミロイドβ蛋白（Aβ）の凝集体であり，Aβの蓄積が神経毒性を発揮すると考えられている[5]。Aβがどのような機序で神経細胞を障害するかは十分には明らかになっていないが，脳内の炎症細胞（ミクログリア）の活性化や酸化ストレスの誘導を介して神経細胞を死に至らしめると考えられている。また最近では，Aβが凝集する過程に生じる中間体のオリゴマー重合体が直接的に神経細胞毒性を発揮することも報告されている。アルツハイマー病には遺伝子変異によって発症する家族性アルツハイマー病もまれに存在するが，多くの患者は遺伝要因と環境要因の相互作用によって発症すると考えられており，その病態は非常に複雑で多面的である。

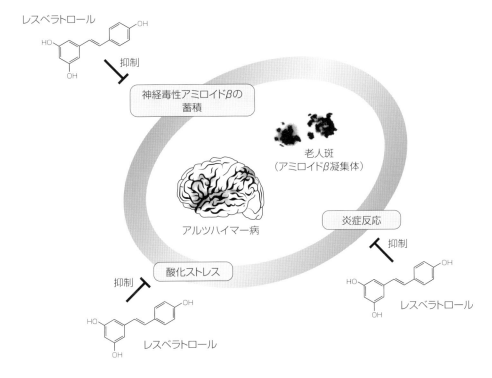

図2 アルツハイマー病の病態とレスベラトロールの効果

アルツハイマー病の脳ではアミロイドβの蓄積によって神経機能が障害され，酸化ストレスや炎症反応の亢進がみられる．レスベラトロールは多面的な効果によってアルツハイマー病の病態を改善する可能性がある．

3 レスベラトロールの認知症に対する効果―基礎研究からの知見

　レスベラトロールが神経保護作用を発揮するメカニズムが，最近の基礎研究から分子レベルで明らかになってきている（図2)[1]．

1）神経毒性Aβに与える影響

　前述のようにAβはアルツハイマー病の病態において重要な役割を果たしている．レスベラトロールはAβの細胞内分解を促進しその量を低下させることが細胞実験で確認されている．また，Aβの産生に関与する酵素（αセクレターゼ）の活性を調整することで，毒性の高いAβの産生を抑える効果があることも報告されている．レスベラトロールは構造的にAβと結合する性質があり，Aβの凝集を阻害する効果を持つことも明らかになっている．これらの効果が複合的に作用し，Aβによる神経毒性を軽減すると考えられている．

2）抗酸化作用

　アルツハイマー病の脳内では酸化ストレスが亢進しており，神経機能を障害する．酸化ストレスの亢進は老人斑（Aβ凝集体）が出現する前からみられる変化であることから，アルツハイマー病の早期治療や予防の重要なターゲットと考えられている．細胞実験レベ

ルでは，レスベラトロールはAβによって生じる酸化ストレスを低下させ，ミトコンドリアの機能を回復させることが証明されている。また細胞内での抗酸化物質（グルタチオンなど）の量を上昇させることで，細胞を酸化ストレスに対して抵抗性にすることが知られている。

3）抗炎症作用

過剰な炎症反応もアルツハイマー病で生じる重要な病態の一つである。老人斑の周辺ではミクログリアなどの炎症細胞が活性化しており，種々の炎症性サイトカインを放出し神経機能を障害する。レスベラトロールはこれらの炎症細胞の活性化を遺伝子レベルで抑制し，炎症性サイトカインの放出を低下させることが確かめられている。

4 レスベラトロールの認知症に対する効果—臨床試験からの知見

レスベラトロールの認知機能に対する効果や安全性は，これまでに複数の臨床研究によって検証されている（表1）。投与量や投与期間は研究によって差があるが，投与量としては最大2,000mg/日，期間は最長で52週間までの結果が報告されている。

Witteらが健常者（肥満者）を対象として行った研究ではレスベラトロールが記憶の改善効果を示し，機能的MRIを用いた評価で海馬神経活動の増強が見られた[6]。またアルツハイマー病患者を対象としたTurnerらの研究では，認知機能の改善効果はみられなかったものの，脳脊髄液中のAβ40値（アルツハイマー病のバイオマーカーとして利用される）の変化が観察された[7]。この結果は，レスベラトロールが脳内の神経病理に直接的に作用する可能性を示している点で重要である。またこの研究では，投与期間中の副作用についても評価されており，レスベラトロールが認知症患者でも安全に内服できることが示された。Wightmanら[8]やKennedyら[9]が健常者を対象として行った研究では，認知機能の直接的な

表1 レスベラトロールが脳機能に与える影響（臨床研究）

筆者・発表年	投与量 （1日あたり）	投与期間	対象	おもな結果
Witte et al. (2014)	200mg （ケルセチンを併用）	26週間	健常者（肥満者） （50～80歳）	・記憶の改善，海馬機能の改善，糖代謝の改善を確認
Turner et al. (2015)	500～2,000mg	52週間	アルツハイマー病患者 （49歳以上）	・脳脊髄液中のアルツハイマー病バイオマーカー（アミロイドβ40）が変化 ・内服の安全性を確認
Wightman et al. (2014)	250mg （ピペリンを併用）	21日間	健常者 （19～34歳）	・脳血流が改善
Kennedy et al. (2010)	250～500mg	21日間	健常者 （18～25歳）	・脳血流が改善
Wong et al. (2013)	75mg	12週間	健常者（肥満者） （45～70歳）	・末梢血流が改善 ・内服の安全性を確認
Anton et al. (2015)	300～1,000mg	12週間	健常者（肥満者） （平均73歳）	・内服の安全性を確認

改善効果は示されていないものの，脳血流の改善効果がみられており，潜在的に脳機能を改善している可能性が示唆される。肥満者を対象として行われた研究でも，中年から高齢者におけるレスベラトロールの安全性が確認されており，末梢血流の改善など全身の代謝機能を改善させる可能性が示されている。

これらの臨床研究の一部では，ケルセチンやピペリンといったレスベラトロールの生体利用効率（バイオアベイラビリティー）を上昇させる物質の併用も試されている[6, 8]。これらを併用した被検者において，レスベラトロールの生体内利用効率が実際に改善したという明確なデータは示されていないが，治療効果に関しては一部で増強がみられており[8]，安全性にも明らかな問題はみられていない。

これらの知見をもとに，認知機能障害患者を対象とした複数の臨床研究が現在も進行中である。今後の結果の公表が待たれる。

おわりに

認知症の病態は非常に複雑であり，単に原因物質（Aβなど）を取り除くだけでは治療として不十分であると考えられている。酸化ストレスや炎症反応など複数の病的因子を抑制することが重要である。レスベラトロールがもつ多面的な効果はこのような複雑な病態の治療や予防に有効である可能性がある。レスベラトロールがもつ神経保護作用は基礎研究レベルでは十分に証明されているが，臨床的効果のエビデンスはまだ十分とは言い難い。一部の臨床研究ではレスベラトロールによる記憶機能の改善が示されており，アルツハイマー病の脳脊髄液マーカーが変化することも報告されていることから，今後のエビデンスの蓄積に期待が持たれる。

レスベラトロールは，体内への吸収率が低く生体内での代謝が早いため，認知機能を改善させるのに十分な生体内濃度を保つことが難しい点が指摘されており，今後の課題と言える。これに対しては，アジュバンド，ナノ粒子，リポソームなどを併用することで，生体への吸収や安定性を改善する手法が試されている。ヒトでの安全性は複数の臨床研究で確認されていることから，今後はより早期からの投与によって認知症の予防効果が実証されることが期待される。

◆文献

1) Mazzanti G, Di Giacomo S: Curcumin and Resveratrol in the Management of Cognitive Disorders: What is the clinical evidence? Molecules 21(9): 1243, 2016
2) Orgogozo JM et al: Wine consumption and dementia in the elderly: a prospective community study in the Bordeaux area. Revue Neurologique 153(3): 185-192, 1997
3) Cohen HY et al: Calorie restriction promotes mammalian cell survival by inducing the SIRT1 deacetylase. Science 305 (5682): 390-392, 2004
4) Kulkarn SS, Canto C: The molecular targets of resveratrol. Biochim Biophys Acta 1852(6): 1114-1123, 2015
5) Takeda S et al: Brain interstitial oligomeric amyloid beta increases with age and is resistant to clearance from brain in a mouse model of Alzheimer's disease. FASEB J 27(8): 3239-3248, 2013

6) Witte AV et al: Effects of resveratrol on memory performance, hippocampal functional connectivity, and glucose metabolism in healthy older adults. J Neurosci 34(23): 7862-7870, 2014
7) Turner RS et al: A randomized, double-blind, placebo-controlled trial of resveratrol for Alzheimer disease. Neurology 85(16): 1383-1391, 2015
8) Wightman EL et al: Effects of resveratrol alone or in combination with piperine on cerebral blood flow parameters and cognitive performance in human subjects: a randomised, double-blind, placebo-controlled, cross-over investigation. Br J Nutr 112(2): 203-213, 2014
9) Kennedy DO et al: Effects of resveratrol on cerebral blood flow variables and cognitive performance in humans: a double-blind, placebo-controlled, crossover investigation. Am J Clin Nutr 91(6): 1590-1597, 2010

7 アスタキサンチン

大澤 俊彦

1 脳内老化と脂質過酸化反応

　近年,アルツハイマー病やパーキンソン病などの発症における酸化ストレスの関与が,大きな注目を集めている。脳内のリン脂質中には多価不飽和脂肪酸,とくに,ω-3系のドコサヘキサエン酸(DHA)が多く存在し,脳機能に大きな役割をはたしているが,脳内で生じた酸化ストレスは脳内老化および神経変性疾患(アルツハイマー病：AD,パーキンソン病：PD,筋萎縮性側索硬化症：ALSなど)発症の重要な原因であると示唆されている[1]。

　このような酸化ストレスの原因として最近注目されているのが,脳内で生じる過剰な炎症反応である。免疫担当細胞として生体防御に重要な役割をはたすマクロファージや好中球も,免疫反応のバランスが崩れることにより生じた過剰な炎症反応が,酸化ストレスを亢進するのではないかと考えられてきた。脳内脂質の主要構成成分であるホスファチジルエタノールアミン中で26.7％を占めるDHAや16.3％を占めるアラキドン酸(AA)のうち,とくにDHAは,学習能力向上や網膜反射向上に効果があり,大脳や網膜光受容膜中に存在しているが,アルツハイマー病の患者の脳内(海馬)では,DHA存在量が健常人に比べて半分以下になっている(図1)[2]。このように脳内に多く存在し,脳機能の維持に必須なDHAは,構造内に不飽和結合を多く持っているために酸化障害を受けやすいことが知られている。アルツハイマー症など,認知症をはじめとする脳内老化の進展の過程で生じた過剰な炎症反応により酸化ストレスが生じ,その結果誘導された脂質過酸化反応により,脂質ヒドロペルオキシドに変化すること,また,われわれはこの脂質ヒドロペルオキシドがドパミン神経細胞のアポトーシス(apoptosis)を誘導することを明らかにした。さらに,最近,これらの脂質ヒドロペルオキシド,とくにDHAヒドロペルオキシドは,蛋白質と反応して新しい付加化合物,プロパノイルリジン(PRL)を生成することを見出した。そこで,LC/MSなどの有機化学的な手法を中心に化学的な検討を行うとともに,PRLの検出ツールとしての抗PRLモノクローナル抗体を作製した。ヒトレベルでは,糖尿病患者の尿中にPRLが多く排泄されることや,24カ月齢ラットを用いた加齢モデルにより,

DHAのおもな生理活性作用
・学習能向上作用
・網膜反射亢進作用
・抗炎症作用
・抗動脈硬化作用

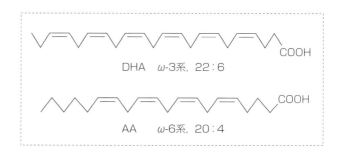

DHAの局在場所
・網膜光受容膜，網膜シナプス膜，大脳皮質シナプス膜，精子などの膜リン脂質（とくにホスファチジルエタノールアミンやホスファチジルセリンに多い）

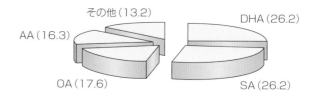

リン脂質（PE）中での脂肪酸の割合（％）
その他（13.2）
AA（16.3）
OA（17.6）
SA（26.2）
DHA（26.2）

図1 大脳中，とくにホスファチジルエタノールアミン中におけるDHA，AAの存在量
アルツハイマー症における脳の各部位，とくに海馬のDHA含有量が1/2以下に減少。
（文献2より引用，一部改変）

脳内で脂質過酸化反応が生じていることをPRLの検出によって検証した[3]。

　日本人の脳内に大量に存在するDHAは，学習能力向上作用や網膜反射向上作用などの機能を持つことが知られている。これらのDHAは，魚食によってもたらされていると考えられている。しかしながら，DHAのような多価不飽和脂肪酸は，酸化条件下では脂質過酸化反応を起こし過酸化脂質を生成するので，魚食の必要性は認めるものの，抗酸化成分も同時に摂取する必要性が示唆されるようになってきた。このような背景のもと，国立長寿医療センター疫学研究部が中心になって，興味ある疫学研究を報告している[4]。その内容は，地域在住中高年者における食事からの大豆由来イソフラボン（以下，イソフラボン）摂取，およびイソフラボンとn-3PUFA（EPA，DHA）摂取の交互作用が認知機能に与える影響に対する長期縦断疫学調査（NILS-LSA）である。愛知県大府市の住民2,165人を対象とした3日間食事秤量調査結果を用いてイソフラボン，EPA，DHAの摂取量を推定し，認知機能についてはWAIS-R-SF（Wechsler Adult Intelligence Scale Revised Short Form）から求めた推定IQを用いて検討を行った。その結果，EPAでは有意な交互作用は認められなかったが，図2に示すように，DHAとイソフラボンとの間には交互作用が認められ，イソフラボン摂取量とDHA摂取量が，ともに多い群ではそれ以外の群よりも推定IQが3〜4点高かった。この結果は，魚食による機能性発現には，抗酸化成分の摂取が必要であることを示唆している。

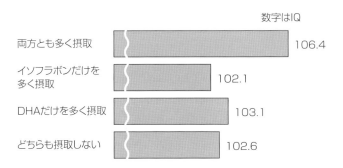

図2 イソフラボンおよびDHA摂取量とIQの相関グラフ

2 アスタキサンチンの持つ神経細胞変性の予防効果

　アスタキサンチン（AST）は赤色のキサントフィル系のカロテノイド系色素であり，エビやカニ，サケやマスなどの海洋生物由来の食品因子の1つである．ASTは，疎水性の高いβ-カロテンなどと異なり，両端のイオノン環に水溶性の水酸基（OH）やケト基（C=O）を有し，強力な抗酸化性，とくに一重項酸素（$^1O_2$）の捕捉作用が注目されている．その機能性も多岐にわたり，抗酸化性以外にも抗がん性，抗炎症，抗糖尿病，免疫活性や脳内老化予防機能など，数多く報告されている[5]．

　ASTを用い，DHAヒドロペルオキシド（DHA-OOH）が誘導した神経細胞死（アポトーシス）に対する，ASTの抑制作用を検証した[5]．DHA-OOHは，神経細胞に対し，アラキドン酸とリノール酸のヒドロペルオキシドよりも強くアポトーシスを誘導する．また，DHA-OOHが誘導した細胞死には，ミトコンドリア経路を介したアポトーシスの関与が示唆された[6]．そこで，DHA-OOHによる神経細胞への障害の抑制効果を検討するため，海産物由来の食品因子の1つであるASTに注目した．その結果，ASTは，神経細胞（SH-SY5Y）の生存率には影響を与えることなく，細胞ミトコンドリアの機能を保護することで，DHA-OOHが誘導した神経細胞死を阻止した（図3A）[7]．DHAヒドロペルオキシドにより誘導されたドパミン神経細胞（SH-SY5Y）のアポトーシス抑制のメカニズムの解明を行ったところ，ミトコンドリアをターゲットとした抗酸化的な保護メカニズムを介して抑制することが明らかとなった．図3Bに示したように，ASTはDHA-OOHにより誘導された活性酸素（ROS）の生成を抑制する．ASTの持つアポトーシス抑制機構解明によって，DHA-OOHのアポトーシス誘導においてミトコンドリア機能発現の上流に存在するBcl-2やBaxには影響を与えず，過剰に発生する活性酸素を抑制し（図4A），ミトコンドリアの機能を維持することでアポトーシスを抑制することが推定された（図4B）．さらに，Naoiらを中心とするわれわれの研究グループは，SH-SY5Y細胞のアポトーシス誘導にミトコンドリア膜透過性化（MMP）が重要な役割をはたしていることを明らかにした[8]．その詳細なメカニズムは現在解析中であるが，Naoiらによると，PK11195という受容体蛋白

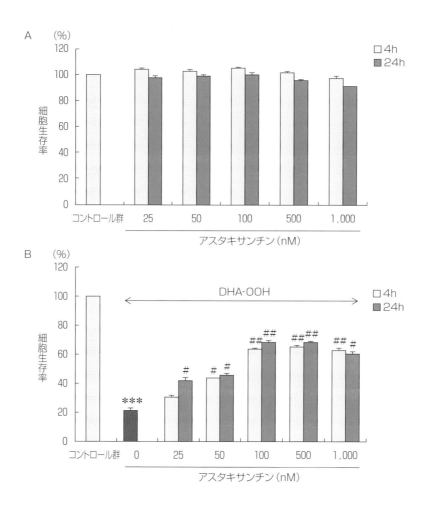

図3 DHA-OOHの神経細胞死に対するアスタキサンチンの保護効果

A: アスタキサンチンによる神経細胞（SH-SY5Y）の生存率の変化。
B: DHAヒドロペルオキシド（DHA-OOH）により誘導された神経細胞の生存率に対するアスタキサンチンの効果。
＊＊＊：$p<0.001$ vs コントロール群　　＃：$p<0.05$ vs DHA-OOH　　＃＃：$p<0.01$ vs DHA-OOH

のリガンドである薬剤が，MMPの形成によるスーパーオキシドの生成とCaイオンの放出を促進し，最終的にアポトーシスを誘導するのであるが，ASTは，このスーパーオキシドの生成とCaイオンの放出を効果的に抑制し，アポトーシスを抑制することができた。

さらにわれわれは，DHA-OOHが蛋白質のリジン残基を化学的に修飾してプロパノイルリジン（PRL）を生成することを化学的に明らかにしている[3]。ω-3系脂肪酸の代表であるDHAは，酸化ストレスの結果生じた酸化生成物（OX-DHA），リジンが反応して生じたアルキルアミド型修飾物であるPRL，カルボキシルアミド型修飾物であるスクシニルリジン（SUL）を生成した。同じω-3系脂肪酸であるEPAもPRLを生成したので，PRLはω-3系脂肪酸の酸化反応に由来する共通の生成物であることが明らかになった。そこで，PRLに特異的なモノクローナル抗体の作製を行ったところ，いくつかのクロー

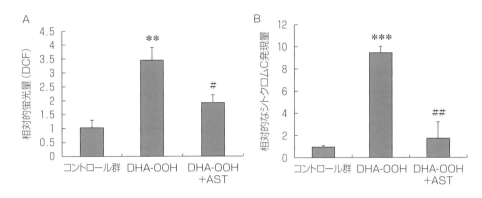

図4 DHA-OOH の毒性に対するアスタキサンチンの効果
A: DHA-OOH により誘導された活性酸素（ROS）発生に対する AST の抑制効果。
＊＊：p＜0.01 vs コントロール群　　＃：p＜0.05 vs DHA-OOH
B: DHA-OOH によるシトクロム C の放出に対する AST の保護効果。
＊＊＊：p＜0.001 vs コントロール群　　＃＃：p＜0.01 vs DHA-OOH

ンを得ることができた。このうち，最も特異性の高いクローンより得られたモノクローナル抗体を用いて特異性の検討を行った結果，この細胞が産生する抗PRL抗体の特異性は非常に高いものであった。さらに，脳内老化との関連性の検討の前にこのモノクローナル抗体の有用性の確認を行った。四重極型LC/MS/MSにより尿中でのPRLおよびヘキサノイルリジン（HEL）の同時検出定量を行い，PRLはHELよりも高濃度でヒト健常者尿にも存在し，HELと同様に糖尿病患者で増加することが明らかになった。以上の結果より，PRLの生成はおもに体内での酸化ストレス増加に由来するものと考えられ，ヒト臨床系でも有用な酸化ストレスバイオマーカーになり得るものと期待される。さらに，加齢モデルとして24カ月齢ラットを用い，コントロールとしては6カ月齢のラットを用いて，各グループの脳組織切片を作製し，抗PRL抗体による免疫組織化学染色へと供したところ，24カ月齢において顕著な抗PRL抗体陽性染色像が観察された。この染色された脳領域において，プロパノイル化された蛋白質を探索したところ，細胞骨格系蛋白質であるタウがその一つであることが明らかになった。これらの結果から，加齢にともない，脂質過酸化の亢進と連動し，脳内におけるタウ蛋白質のプロパノイル化が亢進されることが明らかになり，現在，最終的な検証が進められている。

　現在，われわれは，抗体チップによる認知症診断の可能性の検討を進めているが，重要な酸化ストレスバイオマーカーとしてPRLも含めて検討を進めている。「認知症と抗酸化」（第1章2, p14）で紹介している脳由来神経栄養因子（BDNF）についても，すでに抗体チップの作製と高カカオチョコレートのヒト臨床試験への応用に成功しているが，筆者のもとでASTの神経細胞系での評価を行ったLiuらが大学院修了後に中国の西安農科大学に教授として戻り，興味ある研究結果を発表している[9]。その内容は，D-ガラクトース投与の老化モデルラットにおけるASTの効果である。その結果，脳内におけるグルタチオンペルオキシダーゼ（GSH-PX）やスーパーオキシドジスムターゼ（SOD），グルタチオン（GSH）の含量や抗酸化能（T-AOC）を維持し，マロンジアルデヒド（MDA）やカルボニル化蛋白，

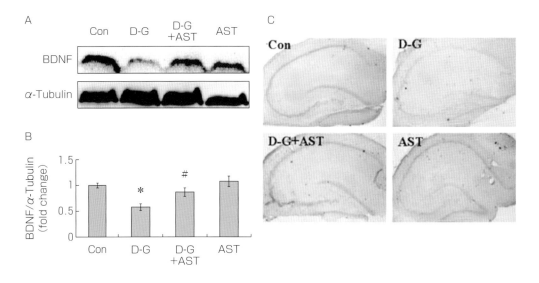

図5 SDラットに対するアスタキサンチン投与による脳内でのBDNF発現の効果
A: 脳内でのBDNF発現。
B: BDNF量の変化。
C: アスタキサンチン投与によるSDラットの海馬での免疫化学的染色（10×4）。
Bars represent mean ± S.D.（n = 5）
＊: $p < 0.05$ vs Con group　　＃: $p < 0.05$ vs D-G group, one-way ANOVA.

8-OHdGを低下させた。さらに、Bcl-2/Baxの存在比を高め、脳内におけるシクロオキシゲナーゼ-2（COX-2）の発現量を低下させた。さらに、老化ラットの脳内におけるBDNF量を増加させることができたことから、ASTは、老化ラットの脳内での酸化ストレスを低下させることで、BDNFの発現を増加させることで、海馬の機能低下を防御しているものであろうという内容であった（図5）。現時点では、ASTのヒト臨床研究は報告されていないが、今後、さまざまなタイプの抗酸化食品因子を用いて、BDNFを指標とするヒトを対象とした脳内老化制御研究が進められるものと期待される。

3　アスタキサンチンの生体内代謝機構について

　天然型のASTは強力な抗酸化剤として知られているが、一般に$trans$-体は血液脳関門を通りやすくし、細胞膜内でも安定した状態で存在し、強力な活性酸素捕捉作用を示す活性体であると考えられてきた。血液脳関門によって、血液中の物質を簡単には脳に通さない仕組みになっていると考えられるものの、そのメカニズムはまだよくわかっていないのが現状である。

　一方、ASTの生体内代謝のメカニズムも不明な部分が多い。$trans$-体は、有機溶媒系や酸化的な条件下ではcis-体に変換されるという報告はあるものの、これら異性体の機能性についての検討はほとんどされていない。われわれは、脂質ヒドロペルオキシド、とくに、DHA-OOHの存在下で異性化反応が促進され、しかも、cis-体が強い抗酸化性を示し、

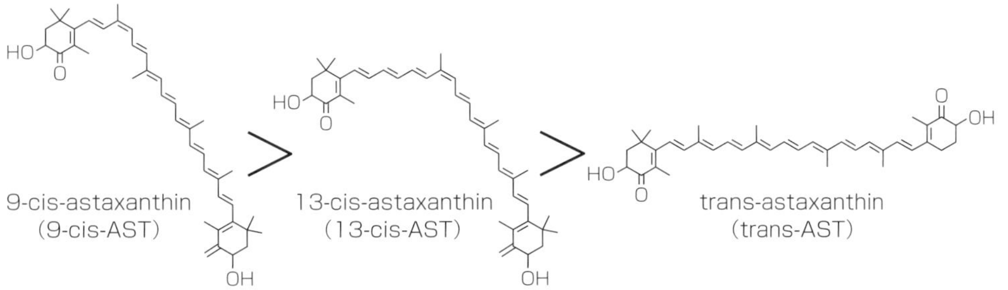

図6 アスタキサンチン異性体による機能性効果の比較

　ラット肝ミクロゾーム系で強い抗酸化性を示すことが推定されたことから，その防御機構について検討した。その結果，以下に示す①，②のいずれの系でも，*cis*-体，とくに9-*cis*体において強力な抑制効果が認められた（図6）[10]。

① ジフェニルピクリルヒドラジル（DPPH）ラジカルの捕捉作用。
② 生体細胞膜系による抗酸化性。
③ SH-SY5Y細胞系で酸化修飾ドパミン（6-OHドパミン）処理により誘導された活性酸素（ROS）の捕捉作用。
④ コラーゲンIIの分解抑制。

　現時点では，脳内に*cis*-体のAST，とくに，9-*cis*-ASTが存在するという報告はなく，生体内代謝のメカニズムも不明な部分が多いが，ヒトが*trans*-ASTと*cis*-ASTを混合物として摂取した場合，血漿中では*cis*-ASTの存在比率が高かったという報告[11]があることから，今後，脳内を含めたターゲット部位でのASTの立体構造と生理活性の相関性が解明されることが期待される。

　以上のように，ASTが酸化ストレスにより誘導された神経障害の予防に重要な役割をはたしていることが明らかになった[12]。しかしながら，ASTが血液脳関門を通過できるという報告は多いものの，生体内代謝の化学的な研究は少ないのが現状である。今後，ASTをbrain foodとして応用することで，脳内老化の抑制を期待できる可能性は高いと推定されるが，できれば生体内で高い機能性が期待できるアスタキサンチン異性体を用いて，脳の健康促進や神経系に対する作用をさらに検討していきたいと考えている。

◆文 献

1) 大澤俊彦, 丸山和佳子監修:脳内老化制御とバイオマーカー 基盤研究と食品素材. 東京, シーエムシー出版, 2009
2) Söderberg M et al: Fatty acid composition of brain phospholipids in aging and in Alzheimer's disease. Lipids 26(6): 421-425, 1991
3) Hisaka S et al: Chemical and immunochemical identification of propanoyllysine derived from oxidized n-3 polyunsaturated fatty acid. Free Radic Biol Med 46(11): 1463-1471, 2009
4) 大澤俊彦:魚食とアンチエイジング. アンチエイジング医学の基礎と臨床 改訂2版. 日本抗加齢医学会専門医・認定委員会編. 大阪, メディカルレビュー社, 2008, pp231-233
5) Hussein G et al: Astaxanthin, a carotenoid with potential in human health and nutrition. J Nat Prod 69(3): 443-449, 2006
6) Liu XB et al: Astaxanthin inhibits reactive oxygen species-mediated cellular toxicity in dopaminergic SH-SY5Y cells via mitochondria-targeted protective mechanism, Brain Res 1254: 18-27, 2009
7) Liu XB et al: DHA hydroperoxides as a potential inducer of neuronal cell death: a mitochondrial dysfunction-mediated pathway. J Clin Biochem Nutr 43(1): 26-33, 2008
8) Wu YQ: Phytochemicals prevent mitochondrial membrane permeabilization in apoptosis induced by PK11195: A novel cellular mechanism underlying the neuroprotective anti-aging function of bioactive dietary compounds. J Neural Transm 124(1): 89-98, 2017
9) Wu W et al: Astaxanthin alleviates brain aging in rats by attenuating oxidative stress and increasing BDNF levels. Food Funct 5(1): 158-166, 2014
10) Liu X, Osawa T: Cis astaxanthin and especially 9-cis astaxanthin exhibits a higher antioxidant activity in vitro compared to the all-trans isomer. Biochem Biophys Res Commun 357(1): 187-193, 2007
11) Osterlie M: Plasma appearance and distribution of astaxanthin E/Z and R/S isomers in plasma lipoproteins of men after single dose of administration of astaxanthin. J Nutr Biochem 11(10): 482-490, 2000
12) 大澤俊彦, 加藤陽二:抗酸化 -Overview. Functional Food 3(3): 197-204, 2010

8 ケルセチン

伊藤 正徳　　太田 和徳　　中川 敏幸

はじめに

　日本における認知症患者は，2012年の時点で462万人とされ，危険因子とされる肥満・糖尿病との関連性から，2025年には700万人に達すると推計されている（厚生労働省）。健康保険制度への負担や介護等のサポート体制の構築を含め，課題が山積するなか，今後，われわれが健康的に寿命を全うするためにどのような対策を講ずるべきかが重要である。とくに，認知症の大半を占めるアルツハイマー病発症の背景には，生活環境や食習慣なども関与していると考えられており，既存の薬物療法に加え，生活に密着したより柔軟な対処法も必要であると考えられる。ただ一方で，予防は発症前の健常者が対象であるため，薬剤投与などは「治療を目的とした処置」にあたり，倫理面や保険制度上，実現はきわめて困難になる。近年，アルツハイマー病のように加齢にともない発症率が上昇する疾患においては，ポリフェノールの効能が数多く報告されていることから[1-3]，現時点において，最も身近な予防方法を考えた場合，普段の食生活における機能性成分の摂取が有効であると考えられる。

1 アルツハイマー病

　認知症にはおもにアルツハイマー病，脳血管性認知症，レビー小体型認知症があるが，約7割を占めると言われているのがアルツハイマー病である。アルツハイマー病の中で遺伝的要因を持つものは全体のわずか5％程度であり，大多数は遺伝的要因を持たない弧発性である。遺伝的要因としては，アミロイド前駆体蛋白質や，γ-セクレターゼの構成要素であるプレセニリン1，プレセニリン2の遺伝子変異が報告されている。症状として記憶障害のほか，時間や場所，人物がわからなくなる見当識障害，計画的な行動ができなくなる実行機能障害などが見られる。アルツハイマー病の原因としては，タウ蛋白質の過剰なリン酸化によって神経原線維変化を形成するというタウ仮説とアミロイドβ（Aβ）蛋白質が脳内で老人斑と呼ばれる凝集体を形成し，神経毒性を示すというアミロイド仮説がある。Aβは，アミロイド前駆体蛋白質からγ-セクレターゼにより切断され，Aβ_{1-42}とAβ_{1-40}が産生される[4]。

2 アルツハイマー病の危険因子

アルツハイマー病の危険因子としては,最も大きなものである加齢のほかに,肥満・糖尿病,脳の外傷などがある[5]。肥満・糖尿病において,その病態として小胞体ストレスの関与が示されている[6]。また,アルツハイマー病脳において,真核生物型翻訳開始因子eIF2αのリン酸化と転写因子ATF4の発現の上昇が報告されている[7]。このリン酸化eIF2αによるATF4の発現は,統合的ストレス応答(ISR: integrated stress response)[8]として,記憶[9],神経変性[10],がん[11]への関与が示唆されている。

3 小胞体ストレスシグナルとアミロイドβ産生

筆者らは,アルツハイマー病モデルマウス(家族性アルツハイマー病のSwedish変異を持つヒトのアミロイド前駆体蛋白質を発現する)を用い,免疫組織染色を行った。脳内のAβ沈着部位において,リン酸化eIF2αとATF4の発現の上昇を認めた[12](図1)。

4 ケルセチン

ケルセチンは,タマネギなどに広く含まれるポリフェノールの一種で,強い抗酸化能を有するフラボノイドである。ポリフェノールは,抗酸化作用や抗炎症作用,抗がん作用,心疾患予防作用などを有している。活性酸素種は,細胞内でエネルギーを生産する際に作られる。この量が増えすぎると細胞にダメージを与える。ケルセチンなどのフラボノイドは,自身が酸化されることで活性酸素種を無毒化したり,抗酸化酵素を活性化させたりして活性酸素種を減少させる[13]。

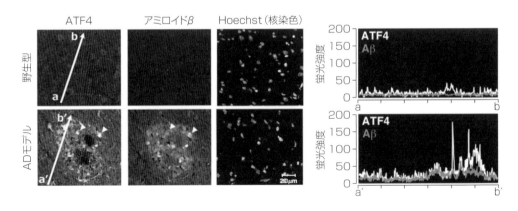

図1 アルツハイマー病(AD)モデルマウスにおける小胞体ストレス関連蛋白質(ATF4)の変化
アミロイドβおよび核の染色も合わせて示す。矢頭は小胞体ストレス関連蛋白質とアミロイドβがともに強く染まった例を表す。

(文献12より改変)

5 ケルセチンによる小胞体ストレスシグナルへの作用と認知機能改善効果

オートファジー機能低下細胞株（Atg5ノックダウン細胞）では，ISRシグナルの活性化によりAβ_{1-42}産生の有意な上昇を認めた[14]。また，ケルセチンは，小胞体ストレス誘導物質であるツニカマイシンで処理した培養細胞におけるAβ_{1-42}産生を抑制した[15]。そこで，脳内でのケルセチンの作用を検討するために，加齢マウスにケルセチンを経口摂取させた後に恐怖条件付け刺激（音刺激と電気刺激）を行った（図2A）。ケルセチンを摂取したマウス脳において，リン酸化eIF2αの脱リン酸化に作用するGADD34（growth arrest and

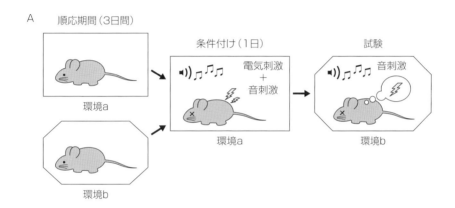

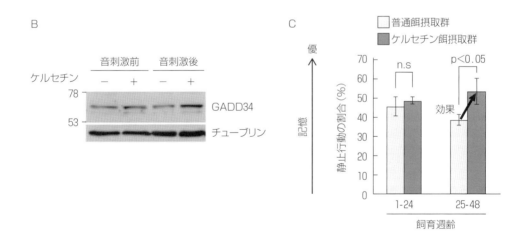

図2 ケルセチンによる認知機能改善効果
A: 恐怖条件付け試験の概略図。環境aにて恐怖条件付け（音刺激と電気刺激）されたマウスの環境bにおける音刺激による静止行動の割合（％）を記憶の指標とする。
B: ケルセチンを摂取したマウス脳では恐怖条件付け直後にGADD34の発現が増加する。
C: ケルセチンを摂取したアルツハイマー病モデルマウスの記憶障害の進行が遅延している。

（文献12より引用，一部改変）

DNA damage-inducible protein 34)の発現が増加し（図2B），恐怖条件付け試験にて認知機能の改善効果を認めた[12]。さらに，アルツハイマー病モデルマウスに長期間ケルセチンを摂取させ，認知機能障害へのケルセチンの効果を検討した。ケルセチンを摂取したアルツハイマー病モデルマウスの恐怖条件付け試験において，認知機能障害の進行が遅延することを確認した（図2C）[12]。以上の結果から，ケルセチンは小胞体ストレスシグナルに作用し，認知機能への改善効果が示された。

おわりに

　生活習慣病の発症に，酸化ストレスのみならず視床下部における小胞体ストレスが関与することが示唆されている[16]。視床下部は，血圧，エネルギー代謝や睡眠など生命維持に必要な機能に関与している。一方，これまでの研究から，ケルセチンは小胞体ストレスにおけるISRを制御し，認知機能を改善することを明らかにしている。今後，脳内におけるケルセチンの作用部位と作用機構を解明することで，生活習慣病のみならず認知症の予防に繋がる新たな知見が得られることが期待される。

◆文献

1) Mattson MP et al: Viewpoint: mechanisms of action and therapeutic potential of neurohormetic phytochemicals. Dose Response 5(3): 174-186, 2007
2) Kim J et al: Naturally occurring phytochemicals for the prevention of Alzheimer's disease. J Neurochem 112(6): 1415-1430, 2010
3) Vauzour D: Effect of flavonoids on learning, memory and neurocognitive performance: relevance and potential implications for Alzheimer's disease pathophysiology. J Sci Food Agric 94(6): 1042-1056, 2014
4) Goedert M, Spillantini MG: A century of Alzheimer's disease. Science 314 (5800): 777-781, 2006
5) Profenno LA et al: Meta-analysis of Alzheimer's disease risk with obesity, diabetes, and related disorders. Biol Psychiatry 67(6): 505-512, 2010
6) Ozcan U et al: Endoplasmic reticulum stress links obesity, insulin action, and type 2 diabetes. Science 306 (5695): 457-461, 2004
7) Lewerenz J, Maher P: Basal levels of eIF2alpha phosphorylation determine cellular antioxidant status by regulating ATF4 and xCT expression. J Biol Chem 284(2): 1106-1115, 2009
8) Harding HP et al: An integrated stress response regulates amino acid metabolism and resistance to oxidative stress. Mol Cell 11(3): 619-633, 2003
9) Costa-Mattioli M et al: Translational control of hippocampal synaptic plasticity and memory by the eIF2alpha kinase GCN2. Nature 436 (7054): 1166-1173, 2005
10) Baleriola J et al: Axonally synthesized ATF4 transmits a neurodegenerative signal across brain regions. Cell 158(5): 1159-1172, 2014
11) Ye J et al: The GCN2-ATF4 pathway is critical for tumour cell survival and proliferation in response to nutrient deprivation. Embo J 29(12): 2082-2096, 2010
12) Hayakawa M et al: Quercetin reduces eIF2alpha phosphorylation by GADD34 induction. Neurobiol Aging 36(9): 2509-2518, 2015
13) Anand David AV et al: Overviews of Biological Importance of Quercetin: A Bioactive Flavonoid. Pharmacogn Rev 10(20): 84-89, 2016
14) Ohta K et al: Autophagy impairment stimulates PS1 expression and gamma-secretase activity. Autophagy 6: 345-352, 2010
15) Ohta K et al: Endoplasmic reticulum stress enhances gamma-secretase activity. Biochem Biophys Res Commun 416 (3-4): 362-366, 2011
16) Zhang X et al: Hypothalamic IKKbeta/NF-kappaB and ER stress link overnutrition to energy imbalance and obesity. Cell 135(1): 61-73, 2008

9 認知症とリコペン

藤田 公和

　現在，わが国における65歳以上の認知症患者は約462万人（2012年）と推計されており，その予備群を含めると約862万人いると考えられている。さらに2025年には，認知症患者が約700万人にも増加するという予測もある。2015年に厚生労働省研究班から出された推計値では，2014年の1年間で認知症に関わる社会的コストが14.5兆円に上ったことが報告されている。国は2015年1月に認知症施策推進総合戦略（新オレンジプラン）を策定し，認知症対策を進めている。認知症はその発症原因からアルツハイマー型認知症50％，脳血管性認知症20％，レビー小体型認知症20％，そのほかの認知症（前頭側頭葉変性症，進行性核上性麻痺，大脳皮質基底核症候群など）10％に分類される。

1 生体に及ぼすリコペンの作用

　リコペンは緑黄色野菜などに存在するカロテノイドの一種で，トマトやスイカ，ピンクグレープフルーツなどに含まれる脂溶性の赤色色素である。リコペンの化学式は$C_{40}H_{56}$，分子量は536.88，構造式を図1に示した。カロテノイドは緑黄色野菜などに含まれる自然の色素で，600種類以上あることが知られており，抗酸化作用を持つことが報告されている。とくにα-カロテン，β-カロテン，ルテインなどのカロテノイドは活性酸素を消去する抗酸化力が強く，そのなかでもリコペンの抗酸化力はβ-カロテンの2倍，ビタミンEの100倍と言われている。リコペンは生体内で発生するさまざまな活性酸素種のなかで，とくに一重項酸素（$^1O_2$）を消去する能力が高いと指摘されている。リコペンの摂取は血糖値を下げる，動脈硬化の予防効果，ぜんそくの改善，美白効果，身体運動時の筋肉細胞の

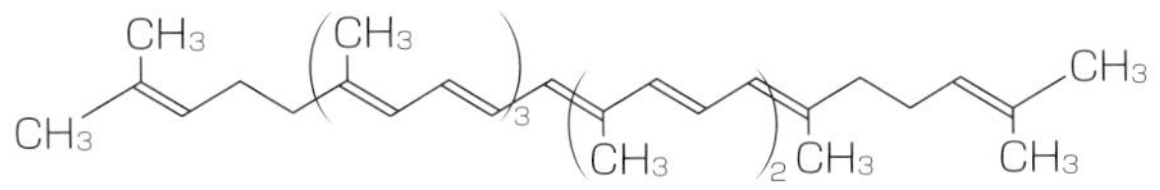

図1 リコペンの構造式

傷害を軽減するなど，一定の生理的効果があることも報告されている。またリコペンは脂溶性であり，血液脳関門を通過して脳内に取り込まれることから，神経機能に対して有益な作用があるとされる。50歳以上の男女を対象とした疫学的な研究として，血液中のリコペンやそのほかの抗酸化物質（ルテインやゼアキサンチンなど）の濃度が高いほど，アルツハイマー型認知症に関わる死亡率が低下するという報告も見られる[1]。

2 脳血管性認知症の発症メカニズムとリコペンによる抑制効果

　脳血管性認知症は，脳梗塞や脳出血，くも膜下出血などの脳卒中や心停止，極度の血圧低下による脳損傷，脳の血管炎などが原因で発症する。脳への血流が一定時間以上阻害されると，神経細胞が傷害され神経細胞死に至る。また，一時的な脳虚血の後血流が再開されると，過剰に発生する活性酸素によって重大な脳傷害が発生する。脳虚血後の細胞傷害は，虚血直後からその病巣中心部で細胞破壊的に生ずるネクローシスと，周辺部で遅発的に発生するアポトーシス（神経細胞死）に分類される。脳血管性認知症の発症原因として，脳虚血による神経細胞の傷害と，その後の再灌流による酸化ストレスとの関連性が指摘されている。生理的に正常な状況では，発生した活性酸素による酸化ストレスは生体内で正常な細胞活動を支えるが，脳虚血などによって活性酸素種（ROS）や活性窒素種（RNS）が過剰に発生した場合には，この酸化ストレスによって神経細胞死が惹起される。酸化ストレスなどによって誘発されるアポトーシスは，「FasL/Fas, TNF/TNFR（腫瘍壊死因子）などによりカスパーゼ8の活性化を引き起こすデスリガンド/デスレセプター経路」「ミトコンドリアからのシトクロムCの放出によって誘発されるミトコンドリア経路」に大別できる。

　一過性の脳虚血・再灌流負荷によるアポトーシスを，摂取したリコペンの抗酸化作用によって抑制できることは，すでに多くの研究によって証明されている[2, 3]。脳虚血・再灌流を負荷すると，その直後から脳内の活性酸素が急激に増加し，その結果組織のスーパーオキシドジスムターゼやカタラーゼなどの抗酸化酵素量が激減する。また過剰な活性酸素はミトコンドリアからのシトクロムCの放出を引き起こし，アポトーシスを誘導する。脳組織内に取り込まれたリコペンは過剰に発生した活性酸素の消去に作用し，脳内の抗酸化酵素量の減少を防ぎアポトーシスを抑制する働きがある（図2）。Leiら[4]はマウスに20mg/kgのリコペンを1週間腹腔内投与した後，両側総頸動脈の血流を一過性に阻止し，脳虚血・再灌流を負荷した。摘出した海馬組織のNrf2とHO-1蛋白（細胞を酸化ストレスによる傷害から守る細胞保護蛋白）量およびアポトーシス反応を調べた結果，リコペン投与によってNrf2とHO-1が活性化され，アポトーシスが抑制されることを示した（図3）。

　認知症以外の神経変性疾患（パーキンソン病や筋萎縮性側索硬化症など）の発症原因の一つとして，酸化ストレスが密接に関わっていることは以前から報告されている。また近年，レビー小体型認知症や前頭側頭葉変性症の発症原因として，酸化ストレスの関与を指摘する研究も散見される（図2, 3）。

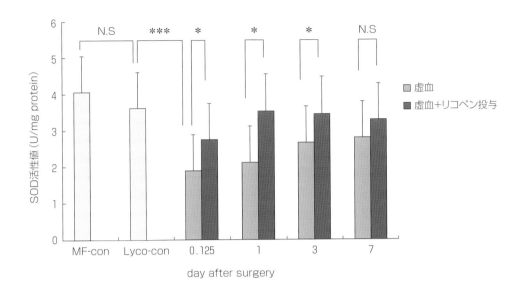

図2 脳虚血負荷前後の海馬組織内スーパーオキシドジスムターゼ活性値の変化とリコペン投与の作用
経口摂取したリコペンは脳虚血・再灌流負荷後，脳内で急減したスーパーオキシドジスムターゼ活性値を回復させる。
(文献3より引用，一部改変)

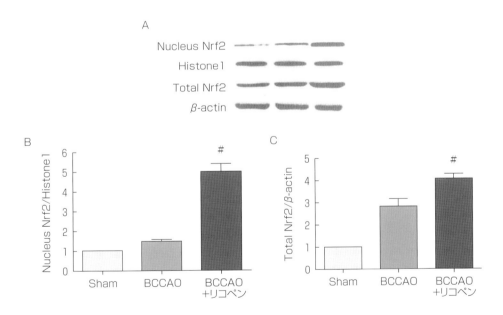

図3 脳虚血負荷後の抗酸化ストレス細胞保護蛋白 Nrf2の変動とリコペン投与の効果
腹腔内に投与されたリコペンは脳虚血後の酸化ストレスに対する防衛機能を高める。
BCCAO: bilateral common carotid artery occlusion (一過性両側総頸動脈閉塞)
(文献4より引用，一部改変)

3 アルツハイマー型認知症の発症メカニズムとリコペンによる抑制効果

　アルツハイマー型認知症患者の脳の病理的特徴として，老人斑と神経原線維変化が挙げられる。老人斑の主要成分としてアミロイドβ蛋白（Aβ）が確認されている。神経原線維変化は神経細胞内にPHF（paired helical filament）と呼ばれる線維状成分の凝集体を形成しており，この成分として高度にリン酸化されたタウ蛋白が同定されている。アミロイドカスケード仮説では，まず神経細胞毒性が強く細胞死を引き起こすAβが脳に蓄積され，その後リン酸化されたタウ蛋白が沈着すると考えられている。Aβは，前駆体蛋白質APP（amyloid precursor protein）がβ-セクレターゼによって切断され，C末端側の99アミノ酸（C99）がγ-セクレターゼによる切断を受けて産生される。γ-セクレターゼの作用で，その切断部位によって長さ（アミノ酸残基数）の異なるさまざまなAβが産生されるが，おもにアミノ酸40個のA$β_{40}$と42個のA$β_{42}$を9：1で産生する。とくに加齢とともに生成量が増大する42残基からなるA$β_{1-42}$は凝集性が高く，通常生成されるA$β_{1-40}$とA$β_{1-42}$の存在比の変化もアルツハイマー病発症に関与していると考えられている。最近の研究から，Aβは線維化の前段階として，オリゴマーという集合体を形成し，それが神経細胞を傷害する毒性作用を持っていることがわかってきた。その作用によりタウ蛋白の蓄積やシナプスの異常な変化が引き起こされると，神経細胞内の物質輸送，神経細胞間の情報伝達機構が傷害され，記憶障害などの認知機能異常の症状が現れると考えられるようになってきた。Aβの蓄積はアルツハイマー病発症の10年以上前から始まっていることが知られている。そのため，Aβオリゴマーの蓄積を抑制したり，毒性を低減することによってアルツハイマー病の進行を遅らせることも検討されている。

　近年，培養細胞やネズミを用いた実験で，リコペンの投与によってA$β_{1-42}$の神経毒性や神経変性が低減されることが多くの研究者によって明らかにされている。ヒト神経細胞腫（SH-SY5Y）[5,6]やラットの大脳皮質の培養神経細胞[7]を用いた実験では，リコペンがAβによる神経細胞死を抑制する作用を有することが報告されている。細胞の培養液中に添加されたリコペンは，SH-SY5Y細胞や培養神経細胞からのAβの分泌量を減少させるとともに，ミトコンドリア内の活性酸素発生量の減少，シトクロムCの放出量の抑制，ATP量の増加などの作用によりアポトーシス抑制効果のあることが証明されている。

　ラットの体内に投与されたリコペンが脳内の抗酸化作用を向上させたり，認知機能が改善されたとする研究結果も示されている。PrakashとKumar[8]はA$β_{1-42}$をラットの脳内に注入した後，2.5mg/kgないし5.0mg/kg濃度のリコペンを経口投与した。その結果，リコペンの投与によってミトコンドリアの酸化傷害，神経組織の炎症が改善されることが明らかになり，認知機能の回復やアミロイド形成の調節が行われていることを報告している。さらに脳組織内のカタラーゼ，スーパーオキシドジスムターゼおよびグルタチオンなどの抗酸化酵素活性値もリコペン投与によって有意に上昇することを証明した（表1）。SachdevaとChopra[9]はラットの脳室内にA$β_{1-42}$とリコペンを投与すると，炎症性のサイトカインの放出が抑制され，記憶力，認知力が改善すると述べている。

　このように脳組織で産生されるAβの毒性作用と酸化作用によって神経変性が惹起され，

表1 Aβ$_{1-42}$投与による抗酸化酵素活性の変化とリコペンの作用

Treatment (mg/Kg)	LPO (nmol MDA/mg protein) (% vehicle)	Nitrite (μmol/mg prptein) (% vehicle)	Catalase (μmol of H$_2$O$_2$ min/mg protein) (% vehicle)	SOD (Units/mg protein) (% vehicle)	GSH (nmol/mg protein) (% vehicle)
Naïve (vehicle)	100±12.88	100±11	100±3.1	100±4.5	100±4.5
Sham (ACSF)	114.03±19	103.84±10	100.71±2.5	101.97±5.25	104.34±5
Aβ$_{1-42}$	585.43±18	312.14±13	38.84±7.5	35.64±6.53	37.42±5
LYCO (5)	100.05±14.5	98.75±7	104.45±6	105.66±4.65	105.45±5.5
LYCO (2.5) ± Aβ$_{1-42}$	375.25±16	234.24±10.7	54.32±3.5	55.24±5	48.26±5.8
LYCO (5) ± Aβ$_{1-42}$	256.68±19	198.45±12	68.45±4.5	67.54±5.6	62.43±4.5

Values are mean ± S.E.M.
　a: $p < 0.05$ as compared to sham group
　b: $p < 0.05$ as compared to Aβ$_{1-42}$ treated group
　c: $p < 0.05$ as compared to LYCO (2.5) ± Aβ$_{1-42}$ group

脳室内に投与したAβ$_{1-42}$によって抗酸化酵素（スーパーオキシドジスムターゼなど）の活性値は有意に低下するが，リコペン投与によって活性値が上昇する．

（文献8より引用，一部改変）

それにともない認知症が発症するが，リコペンの摂取により神経細胞死が抑制され，認知機能が改善されるという研究成果が近年多数報告されている．しかしながら，ネズミなどを用いた基礎実験では短期間で多量（体重60kgで換算すると約150～200mg/日程度）[3,9]のリコペンの経口摂取ないし投与が主流である．そのため，リコペンをより低量で長期間摂取した場合の神経変性抑制効果については，今後の検討課題である．

◆文 献

1) Min JY, Min KB: Serum lycopene, lutein and zeaxanthin, and the risk of Alzheimer's disease mortality in older adults. Dement Geriatr Cogn Disord 37(3-4): 246-256, 2014
2) Hsiao G et al: A potent antioxidant, lycopene, affords neuroprotection against microglia activation and focal cerebral ischemia in rats. In Vivo 18(3): 351-356, 2004
3) Fujita K et al: Lycopene inhibits ischemia/reperfusion-induced neuronal apoptosis in Gerbil hippocampal tissue. Neurochem Res 38(3): 461-469, 2013
4) Lei X et al: Neuroprotective effects of lycopene pretreatment on transient global cerebral ischemia-reperfusion in rats: The role of the Nrf2/HO-1 signaling pathway. Mol Med Rep 13(1): 412-418, 2016
5) Chen W et al: Lycopene attenuates Aβ 1-42 secretion and its toxicity in human cell and Caenorhabditis elegans models of Alzheimer disease. Neurosci Lett 608: 28-33, 2015
6) Hwang S et al: Inhibitory effect of lycopene on amyloid-β-induced apoptosis in neuronal cells. Nutrients 9(8): 883, 2017
7) Qu M et al: Lycopene prevents amyloid [beta]-induced mitochondrial oxidative stress and dysfunctions in cultured rat cortical neurons. Neurochem Res 41(6): 1354-1364, 2016
8) Prakash A, Kumar A: Implicating the role of lycopene in restoration of mitochondrial enzymes and BDNF levels in β-amyloid induced Alzheimer's disease. Eur J Pharmacol 741: 104-111, 2014
9) Sachdeva AK, Chopra K: Lycopene abrogates Aβ(1-42)-mediated neuroinflammatory cascade in an experimental model of Alzheimer's disease. J Nutri Biochem 26(7): 736-744, 2015

10　認知症とフェルラ酸

木村 武実

緒言

　フェルラ酸は米ぬか，コーヒー，麦などの穀物由来のポリフェノールである（図1）。フェルラ酸は，脳内のアミロイドβ蛋白質（Aβ）の凝集を阻害し，Aβの神経毒性を抑制することが報告された[1]。また，アルツハイマー型認知症（AD）病変形成に関与している活性酸素と慢性炎症をフェルラ酸が抑えることが明らかになった[2,3]。このように，フェルラ酸はADの脳における病変形成を抑制する可能性が期待できる。一方，あるレビー小体型認知症（DLB）患者では，フェルラ酸投与前後で，single photon emission computed tomography（SPECT）における大脳皮質の脳血流が劇的に改善した。これらの科学的なエビデンスの集積と脳血流改善の効果から，フェルラ酸の認知症における有用性が期待できる。

　認知症の症状は中核症状と行動・心理症状（BPSD）に分かれる。認知症では，中核症状の進行を抑制すること，BPSDをコントロールすることが喫緊の課題になっている。そこで，フェルラ酸による認知機能進行抑制とBPSD制御への効果を検討する臨床試験を行った。

1　認知機能進行の抑制

　AD治療薬であるドネペジル，ガランタミン，リバスチグミン，メマンチンの効果は，認知機能の低下を一時的に抑制する程度である。一方，Aβを減少させる治療薬の開発が

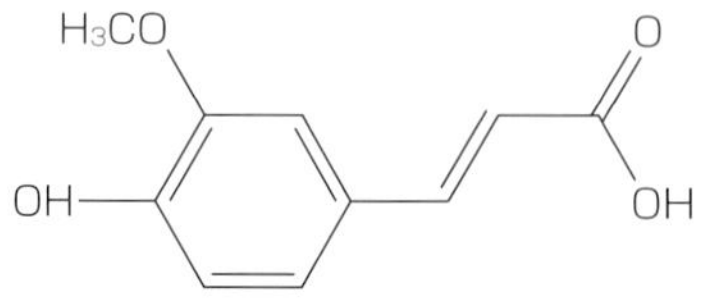

図1　フェルラ酸の化学構造式（$C_{10}H_{10}O_4$）

行われているが，現在のところ，これらの有効性が確認されたものはない。ADを発症した時点では，病理学的に多量のAβが脳に蓄積し，多数の神経細胞が脱落しているため，発症後からの回復は困難と言わざるを得ない。認知症の前駆状態である軽度認知障害（MCI）では，病理学的病変も認知症より軽度なので，認知症への進行をフェルラ酸が抑制する可能性が期待されるため，前方視的オープン試験を施行した。

方法

①Mini Mental State Examination（MMSE）が24点以上，②Clinical Dementia Rating（CDR）が0.5点，③Wechsler memory scale-revised logical memoryが13点以下のすべてを満たすMCI患者29人を対象とした。対象者の平均年齢は79.2±5.3歳（66〜88），平均MMSE値は26.2±1.5（24〜29）であった。フェルラ酸400mgを含む米ぬかサプリメント（フェルガード®100M: F100M）3g/日（分2）を96週間投与して，Alzheimer's Disease Assessment Scale-cognitive component-Japanese version（ADAS-Jcog）により対象者の認知機能をベースライン，24，48，96週後に評価し，その変化をWilcoxon signed-rank testによって解析した。CDRが1点以上になった場合を認知症化と判断した。また，apolipoproteinE（ApoE）ε遺伝子多型を等電点電気泳道法によるイムノブロット法により判定した。

結果

29人中，11人が脱落し，18人がこの研究を遂行した。副作用は認められず，血液・尿検査上の異常はなかった。F100M投与により，48週後のADAS-Jcogでは，15人が改善，7人が悪化し，認知症化した対象者はいなかった。ADAS-Jcogの平均点は減少（改善）した（投与前；8.6±2.7，投与後；7.8±3.5）。96週後のADAS-Jcogでは，11人が改善し，7人が悪化して，その内3人が認知症化した。ADAS-Jcogの平均点は減少（改善）傾向であった（投与前；8.9±2.7，投与後；8.7±4.1）。ApoE ε遺伝子多型で，ε4非保持者はADAS-Jcogが96週間に改善（−0.9）したが，保持者は悪化した（＋1.0）。とくに，4人は表1のようにADAS-Jcogが連続的に改善したが，遺伝子多型はすべて非保持者（ε3ε3）であった。

考察

抗AD薬であるアセチルコリンエステラーゼ阻害薬やメマンチンがMCIから認知症への移行を抑制するかどうかの臨床研究が行われたが，どれも効果はみられなかった[4-6]。一方，Taguchiらは，後方視的研究ではあるが，シロスタゾールがMCI患者のMMSE得点の減

表1 米ぬかサプリメントが著効した軽度認知障害の4例

年齢	性別	ApoE多型	ADAS-Jcog			
			投与前	24週後	48週後	96週後
75	M	33	9.3	7.0	4.6	4.7
84	M	33	9.0	7.3	7.0	6.7
73	M	33	12.7	8.6	9.6	7.0
82	F	33	6.0	5.4	3.7	2.6

ApoE: apolipoprotein E　　ADAS-Jcog: the cognitive subscale of the Alzheimer's Disease Assessment Scale 日本語版　　M: 男性　　F: 女性

少を抑制したと報告している[7]。

　Alzheimer's Disease Neuroimaging Initiative（ADNI）研究では，MCIの認知症への移行率は18.3%／年とされ[8]，日本のADNI研究では，MCIの認知症への移行率は29.6%／年と推計された[9]。本研究の48週，96週の移行率はそれぞれ4.5%，16.7%であるため，F100Mに含まれるフェルラ酸がMCIの認知症への移行を抑制した可能性がある。さらに，本研究では，MCI患者の61.1%で，ADAS-Jcog得点が96週間でも改善した。ADAS-Jcogは，認知症患者の認知機能や治療的効果を評価する非常にすぐれた尺度であるため[10]，本研究により，フェルラ酸がMCIの進行を抑制するだけでなく，認知機能の改善に寄与することが期待される。

　Hiratsukaら[11]は，ADの原因の1つである小胞体ストレスによる神経細胞死をフェルラ酸が低下させると報告した。この作用が，MCI患者の認知機能の改善に関与した可能性がある。一方，positron emission tomography（PET）による研究によると，Aβ陽性患者は陰性患者よりもADに進行しやすいため[12]，この進行を抑えるためには脳へのAβ沈着の抑制が重要と考えられる。Moriら[13]は，フェルラ酸がβセクレターゼの活性を減少させることにより，脳へのAβ沈着を抑制していることを示した。ApoE遺伝子には，ε2，ε3，ε4の3タイプがあり，ε4は脳内のAβを増加させるため[14]，AD発症のリスクになっている。本研究では，フェルラ酸がε4保持者よりも非保持者の認知機能低下進行を抑制し，ADAS-Jcogが連続的に改善した4人は，すべて非保持者であった。これらのことから，フェルラ酸の効果が脳内のAβ増加の抑制に起因している可能性も示唆される。

2　BPSDのコントロール

　BPSDは，認知症患者や介護者のQOLを低下させ，介護負担を増加させる。前頭側頭葉変性症（FTLD）では，易怒・攻撃性，脱抑制，常同行動，アパシーなどが，DLBでは，幻視，妄想，不安，うつなどが，各々BPSDとして観察される。これらのBPSDにより，FTLD，DLBはADや脳血管性認知症よりも介護負担が高度である。従来より，BPSDの軽減のために抗精神病薬が用いられてきたが，眠気，ふらつき，イレウス，遅発性ジスキネジア，横紋筋融解，悪性症候群などの副作用により，認知症患者のADLやQOLはきわめて制限された。したがって，抗精神病薬を使用しないBPSD治療の確立が重要な課題となっている。

　フェルラ酸がBPSDに有用である可能性が指摘され[15]，筆者もフェルラ酸が効果的であったDLBの2症例を報告した[16]。そこで，FTLD，DLBのBPSDに対するフェルラ酸の有効性を検証するために，前方視的オープン試験を行った。

方法

　FTLDあるいはDLBの診断基準[17,18]を満たす各々10人ずつ，合計20人を対象とした。対象者の平均年齢は81.6±5.9歳（72〜92），平均MMSE値は17.4±7.3（5〜27）であった。F100M 3g／日（分2）を4週間投与して，Neuropsychiatric Inventory（NPI）により対象者のBPSDの重症度をベースライン，4週後に評価し，その変化をWilcoxon signed-rank testによって解析し，FTLD群とDLB群のNPIの下位項目の改善度を比較するため

にt検定を行った。

結 果

20人全例がこの研究を遂行した。副作用は認められず，臨床検査上の異常はなかった。F100M投与により，4週後のNPI得点は19人（95.0％）で低下（改善）し，平均値ではベースラインが28.3±9.6，4週後が17.7±9.7と有意に（p＜0.001）低下した（図2）。NPIの下位項目では，妄想，幻覚，興奮・攻撃性，不安，アパシー，易刺激性，異常行動などで有意に低下した。疾患別について，FTLD群で，脱抑制，易刺激性，異常行動が，DLB群で，幻覚，うつが，それぞれ低下した。また，重回帰分析により，ベースラインのMMSE得点が高いほどNPI得点が低下することが判明した。

考 察

本研究では，フェルラ酸がFTLDとDLBの患者のNPI得点を有意に改善した。包括的で精度の高いBPSDの評価尺度を用いたこの研究結果は，フェルラ酸がFTLDとDLBのBPSDを改善したことを示唆している。NPIの下位項目では，FTLD群で脱抑制，易刺激性，異常行動が，DLB群で幻覚，うつが，それぞれ有意に改善した。これらのことは，FTLD，DLBの各々の疾患の特徴的な症状がより改善されていることを示している。また，重回帰分析の結果から，治療前のMMSE得点が高いほど，BPSDが改善しやすい可能性が示唆される。

フェルラ酸がFTLD，DLB患者のBPSDを改善する機序は明らかではない。フェルラ酸は脳内のフリーラジカルや慢性炎症を抑制する[2,3]。フリーラジカルスカベンジャーは理論的にはFTLDの治療に用いられ[19]，慢性炎症は脳組織に傷害的に作用する。したがって，フリーラジカルと慢性炎症の制御が両疾患者のBPSDの改善に関係している可能性はある。一方，中枢神経系の神経伝達物質の不均衡が不安や興奮を生じ，結果的にはBPSDをきたす。和田ら[20]の隔離飼育マウスを用いた実験では，フェルラ酸による多動・攻撃行動の抑制には$5\text{-}HT_{1A}$受容体刺激作用が関わっていた。このことから，フェルラ酸によるBPSD制御作用には，セロトニン神経伝達系が関与していると推察される。

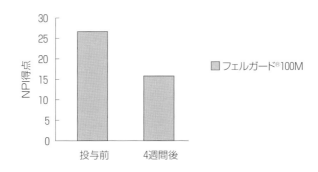

図2 前頭側頭葉変性症あるいはレビー小体型認知症20人への4週間の米ぬかサプリメント（フェルガード®100M）投与による Neuropsychiatric Inventory（NPI）の変化

結語

　本研究により，フェルラ酸は，MCIから認知症への進行を抑制し，BPSDを制御することが判明した．また，フェルラ酸の副作用はみられず，安全性のうえでも問題はなかった．これらのことから，フェルラ酸は，MCIあるいは認知症の患者において，有用性が高いと考えられる．

◆文 献

1) Yan JJ et al: Protection against beta-amyloid peptide toxicity in vivo with long-term administration of ferulic acid. Br J Pharmacol 133(1): 89-96, 2001
2) Graf E: Antioxidant potential of ferulic acid. Free Rad Bio Med 13(4): 435-448, 1992
3) Kim HS et al: Inhibitory effects of long–term administration of ferulic acid on microglial activation induced by intracerebroventricular injection of beta-amyloid peptide (1-42) in mice. Biol Pharm Bull 27(1): 120-121, 2004
4) Winblad B et al: Safety and efficacy of galantamine in subjects with mild cognitive impairment. Neurology 70(22): 2024-2035, 2008
5) Feldman HH et al: Effect of rivastigmine on delay to diagnosis of Alzheimer's disease from mild cognitive impairment: the InDDEx study. Lancet Neurol 6(6): 501-512, 2007
6) Schneider LS et al: Alzheimer's Disease Neuroimaging Initiative:treatment with cholinesterase inhibitors and memantine of patients in the Alzheimer's Disease Neuroimaging Initiative. Arch Neurol 68(1): 58-66, 2011
7) Taguchi A et al: Cilostazol improves cognitive function in patients with mild cognitive impairment: a retrospective analysis. Psychogeriatrics 13(3): 164-169, 2013
8) Risacher SL et al: Baseline MRI predictors of conversion from MCI to probable AD in the ADNI cohort. Curr Alzheimer Res 6: 347-361, 2009
9) Iwatsubo T: Research project for the development of a systematic method for the assessment of Alzheimer's disease. New Energy and Industrial Technology Development Organization (NEDO) eds, Technology development served to bridge the gap between basic research and clinical research. Tokyo, NEDO, 2012, pp80-83
10) Doraiswamy PM et al: The Alzheimer's Disease Assessment Scale: patterns and predictors of baseline cognitive performance in multicenter Alzheimer's disease trials. Neurology 48: 1511-1517, 1997
11) Hiratsuka T et al: Yokukansan inhibits neuronal death during ER stress by regulating the unfolded protein response. PLoS One 5: e13280, 2010
12) Okello A et al: Conversion of amyloid positive and negative MCI to AD over 3 years: an 11C-PIB PET study. Neurology 73(10): 754-760, 2009
13) Mori T et al: Ferulic acid is a nutraceutical β-secretase modulator that improves behavioral impairment and alzheimer-like pathology in transgenic mice. PLoS One 8: e55774, 2013
14) Nicoll JA et al: Apolipoprotein E epsilon 4 allele is associated with deposition of amyloid beta-protein following head injury. Nat Med 1(2): 135-137, 1995
15) 田平武：アルツハイマー病の新規薬物開発の現状．BRAIN and NERVE 62(7): 787-796, 2010
16) 村田雅子ほか：フェルラ酸ガーデンアンゼリカ抽出物により改善したレビー小体型認知症の2症例．第71回日本薬学九州山口支部大会抄録 71: 331, 2009
17) Neary D et al: Frontotemporal lobar degeneration: a consensus on clinical diagnostic criteria. Neurology 51(6): 1546-1554, 1998
18) McKeith IG et al: Diagnosis and management of dementia with Lewy bodies: third report of the DLB consortium. Neurology 65(12): 1863-1872, 2005
19) Zatta P et al: Metallothionein-I-II and GFAP positivity in the brains from frontotemporal dementia patients. J Alz Dis 8(2): 109-116, 2005
20) 和田梨沙ほか：精神疾患モデル動物の異常行動に対するフェルラ酸の作用．第67回日本薬学会近畿支部総会・大会プログラム：33, 2017

11 ゴマリグナン

大澤 俊彦

1 ゴマと健康

　ゴマが体に良い、ということは古くから言われ続けてきたものの、その根拠は明確ではなかった。われわれはゴマの持つ機能性の解明を目的に、ゴマ種子やゴマ油に存在する機能性リグナン類の検索を進めてきた。ゴマ油を大別すると、「太白ゴマ油」と「焙煎ゴマ油」に分けられるが、とくに太白ゴマ油が酸化しにくく、加熱しても劣化しにくい理由は長い間不明であったが、長年の研究結果により、太白ゴマ油には、強力な抗酸化リグナンとしてセサミノールが大量に含まれていることが明らかになった。セサミノールの持つ機能性は世界中で注目され、われわれの研究グループは、動脈硬化や糖尿病の合併症の予防作用、大腸がんなどのがん予防効果とともに、最近では、脳内老化予防効果に注目している[1]。このセサミノールは、ゴマ種子中に水溶性のセサミノール配糖体のアグリコンとしても大量に存在している。セサミノール配糖体は、それ自身抗酸化性は持たないものの、ゴマ種子を食品成分として摂取すると、とくに腸内細菌の持つβ-グルコシダーゼの作用でアグリコンが加水分解を受けて腸管から吸収され、最終的には脂溶性であるセサミノールが血液を経て各種臓器中に至り、生体膜などの酸化的障害を防御するという、作用機構を明らかにすることができた[2]。リグナン配糖体の新しい機能として、抗酸化前駆物質としても定義づけられるのではないかと期待されている。そこで、われわれは、ゴマ脱脂粕中に多く含まれるセサミノール配糖体の代謝物が生体内で効果を示す活性体であると仮定し、ラットの肝臓薬物代謝系（P-450）を用いて、セサミノールの代謝物について検討した。その結果、カテコール構造を有するセサミノールカテコールが確認された[3]。このセサミノールカテコールは生体内で生成するとともに、麹菌でも生成することが明らかにされた。Miyakeらとの共同研究から、ゴマ脱脂粕に種々の麹菌を作用させたところ、とくに黒麹（*Aspergillus saitoi*）とともに白麹菌（*Aspergillus usami mut.shirousamii*）で麹菌が代謝され、カテコール体に変換されることが明らかになった[4]。ゴマという機能性食品が、発酵によってさらに高い生理活性を有する物質に変換されるという結果は、新たな機能性食品開発への大きな原動力になり得ると考える（図1）。

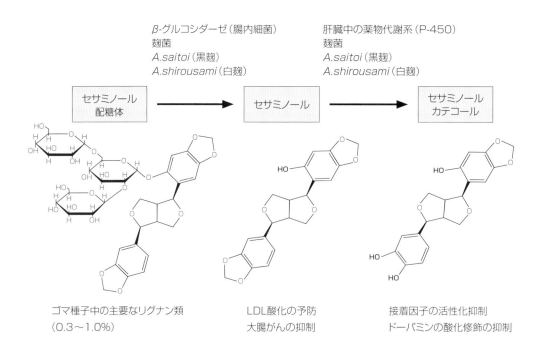

図1 セサミノール配糖体の生体内および微生物変換

2 神経細胞変性と酸化ストレス

　パーキンソン病は，近年，治療法の進歩により予後はかなり改善されており，神経変性疾患のなかでは比較的その病因解明も進んでいる。しかし，いったん発症すると，一生涯，薬を飲み続ける必要があり，長期薬物療法の弊害などの問題もあり，必ずしも満足のいく治療法とは言えないのが現状である。パーキンソン病発症の原因として挙げられるのが，ドーパミンの酸化修飾である。ドーパミン（医学・医療分野での日本語表記は「ドパミン」とされている）は，モノアミン神経伝達物質の一種で，ノルアドレナリン，アドレナリンとともにカテコール基を持つため，カテコールアミンとも総称され，6-ヒドロキシドーパミンなどの酸化修飾体の生成が，パーキンソン病発症に関わっていると考えられている。最近，われわれの研究グループは，脳内に大量に存在するドコサヘキサエン酸（DHA）およびエイコサペンタエン酸（EPA）が，過剰な炎症反応の結果引き起こされた酸化ストレスを受けやすいこと，また，その結果生じた酸化修飾ドーパミンは，神経細胞の細胞死を誘導することでパーキンソン病発症の原因になり得るのではないか，ということを明らかにしている[5]。

　ドーパミン神経細胞（SH-SY5Y細胞）の細胞死を指標とするわれわれの研究によると，大脳中のリン脂質内に最も多く存在するDHA（26.7％）と2番目に多いアラキドン酸（AA）（16.3％）は，脳内や網膜中でさまざまな機能に関与する重要な多価不飽和脂肪酸である

ことがわかった。正常な状態の脳内では，酸化‐還元のバランス，いわゆるレドックス制御が働き，定常状態を保っている。ところが，さまざまな理由で本来は宿主防御に働くべき免疫担当細胞が過剰に反応し，生じた炎症反応が脳内で酸化障害を引き起こし，その結果，βアミロイド（Aβ）蛋白の酸化修飾により，アルツハイマー病の誘導およびαシヌクレインの酸化修飾が，パーキンソン病発症において重要な役割を担っているのではないかと考えられている。このような酸化修飾は，蛋白質だけでなくドーパミンに対しても酸化修飾を引き起こすものと推定した。ドーパミンの酸化修飾体としては，6-ヒドロキシドーパミンがよく知られているが，われわれは，ドーパミンのアミノ基に脂質ヒドロペルオキシドがアミド結合することで，新たな酸化修飾ドーパミンが生成するのではないかと推測した。そこで，まず，DHA，AAとドーパミンを化学的に反応させ，生成物の単離・構造決定を行った。その結果，図2に示したように，ドーパミン修飾付加体は，メチル基末端側由来ドーパミン修飾付加体とカルボキシル基末端側由来ドーパミン修飾付加体の2種類に分類することができた。すなわち，DHAのメチル基末端側由来ドーパミン修飾付加体としてプロパノイルドーパミン（PRD），カルボキシル基末端由来のスクシニルドーパミン（SUD），また，AA由来のメチル基末端側由来ドーパミン修飾付加体としてヘキサノイルドーパミン（HED），カルボキシル基末端由来のグルタロイルドーパミン（GLD）の構造解析に成功した。そこで，これらの修飾物のドーパミン神経細胞（SH-SY5Y細胞）に対する細胞毒性の検討を行った。その結果，メチル基末端修飾ドーパミンの方が強い細胞毒性を示し，とくにAA由来のHEDが最も強く細胞毒性を示した（図3）。

このような酸化修飾付加体の生成は，アルツハイマー病やパーキンソン病といった神経変性疾患のバイオマーカーとなり得るだけでなく，さらにこれらの神経変性疾患の要因の

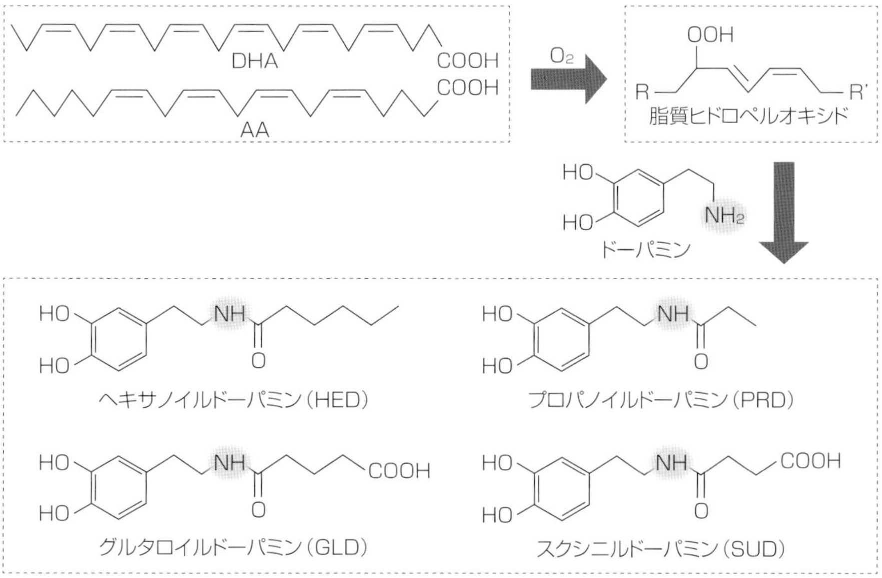

図2 DHA，AAによるドーパミン修飾付加体の構造と生成機構

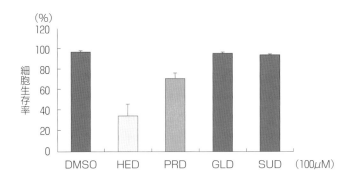

図3 神経細胞（SH-SY5Y）に対するドーパミン修飾付加体の細胞死

一つになる可能性が考えられた。またこれらの神経変性疾患は，加齢にともない発症率が上昇し，これらの疾病などにおける酸化ストレスの関与が示唆されており，酸化ストレス予防がこれらの発症予防に繋がるのではないかと考えられている[6]。

3 ゴマリグナンによる脳内老化予防へのアプローチ

　脳内神経細胞変性症予防を目的としたブレインフード開発へのアプローチとして，近年，抗酸化機能を持つ食品因子の研究が盛んに行われている。したがって，抗酸化食品因子によってドーパミン修飾付加体の生成や機能を抑制することが可能になれば，これらの神経変性疾患の予防に繋がる可能性が考えられる。そこで，ドーパミン修飾付加体でもより強い細胞毒性を示したメチル基末端側ドーパミン修飾付加体，なかでも，最も強い細胞毒性を示したアラキドン酸ヒドロペルオキシド由来のHEDについて検討を行った。HEDの生成量は，LC/MS/MSを用いて測定した。対象とした抗酸化食品因子は，4種類のトコフェロール（α，β，γ，δ-Tp）と4種類のトコトリエノール（α，β，γ，δ-T3）の計8種類のトコフェロール誘導体と，ゴマリグナン類縁体（セサミン：SMI，セサモリン：SMO，セサミノール：SML，セサミノールカテコール：SMLC，セサミノール配糖体：STG），クルクミン（U1）とその代謝物であるテトラヒドロクルクミン（THU1）およびアスタキサンチン（AST）であった（図4）。その結果，抑制効果が見出されたのは，ゴマリグナン，なかでも，セサミノールとセサミノールカテコールで，最も強かったのは，セサミノールカテコールであった（図5）。すなわち，脳内に到達したゴマリグナン，とくにセサミノールカテコールは，ドーパミンの酸化修飾物の生成を抑制することで，パーキンソン病の発症を予防するのではないかという，新しい機能性も見出された，というわけである（図6）。現時点では，*in vitro*系での結果でもあり，今後，動物モデル，ヒト臨床系での評価を進めていきたいと考えている[7]。

　ゴマリグナンによる脳内老化予防効果が最初に報告されたのは，脳内のグリア細胞中で起こる過剰な炎症反応，とくにNO産生と神経細胞のアポトーシスをセサミン，セサモリンが有効に抑制し，認知症の予防効果が期待できる，という報告であった[8]。さらに，

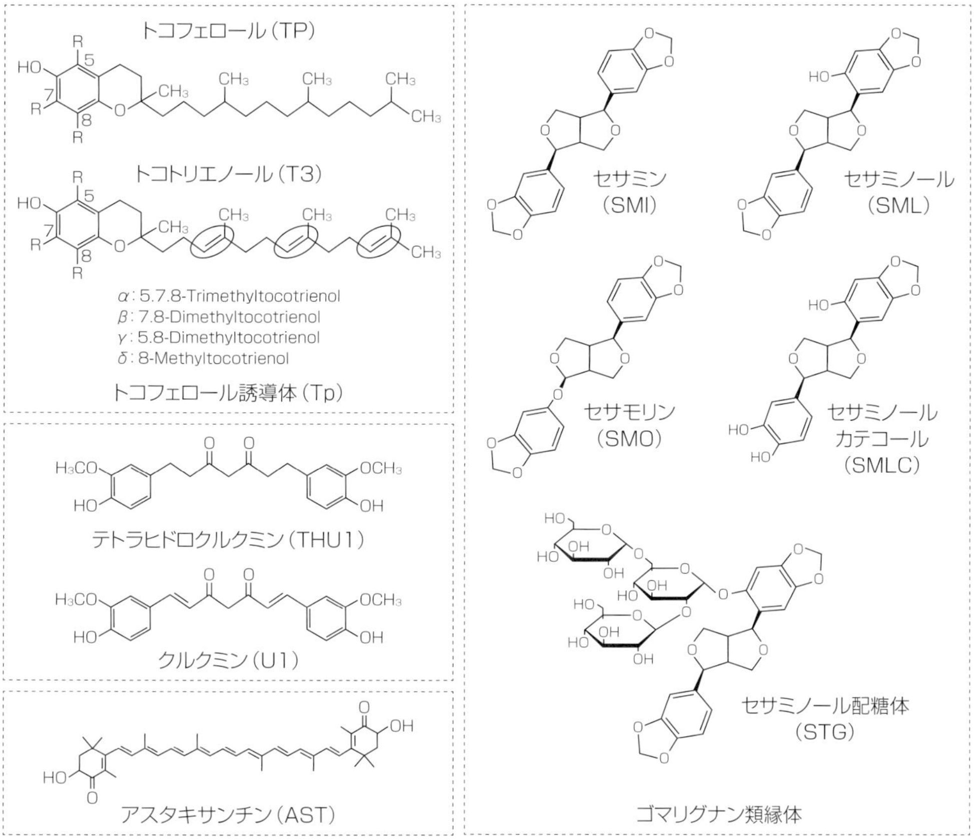

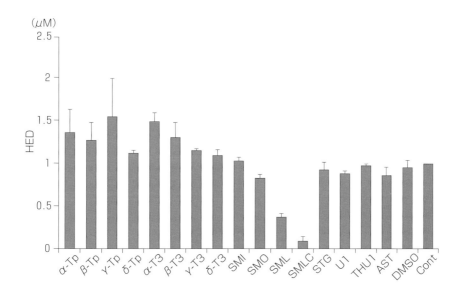

図4 各種抗酸化食品因子の化学構造

図5 各種抗酸化食品因子によるHED生成抑制効果

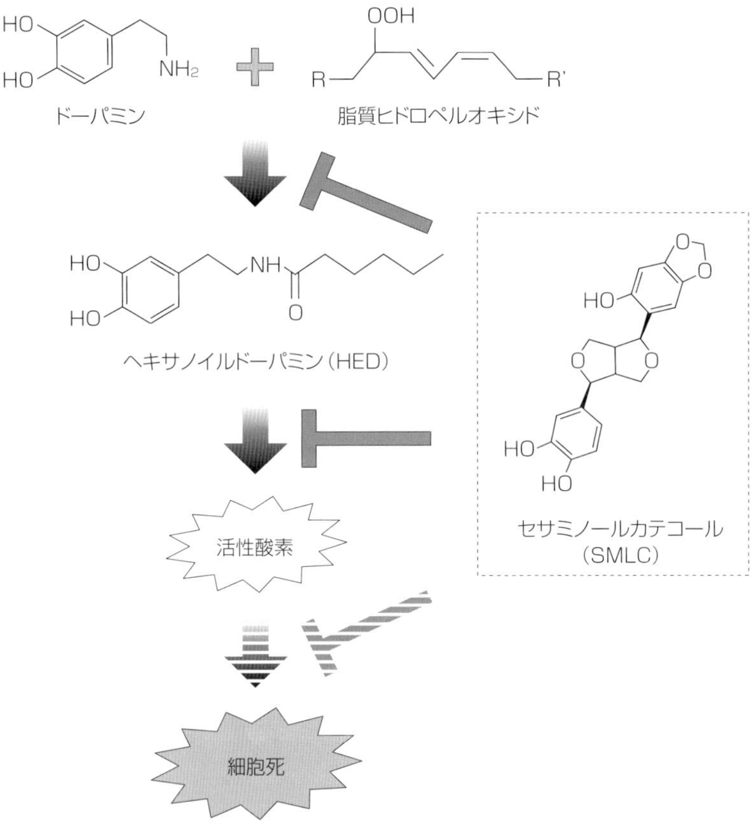

図6 セサミノールカテコール（SMLC）によるHED生成抑制機構

　2009年には，アルツハイマー病の発症に重要な役割を果たしていると考えられるAβ蛋白を投与したマウスを用いた実験系において，学習能力や記憶能力の改善とともに酸化ストレスに対して，セサミノール配糖体が有効に抑制したという内容の報告が発表された[9]。その後，セサミノールを老化ラットモデルであるSAMP8系に投与したところ，Aβの蓄積とともに酸化遺伝子のマーカーである8-OHdGの低下，また，アミロイド前駆体蛋白質（APP）の除去作用を持つα-セレクターゼとして働くADA10の活性化に働くという興味ある結果が報告された[10]。最近，Naoiを中心とするわれわれの研究グループらは，SH-SY5Y細胞のアポトーシス誘導にミトコンドリア膜透過性化（MMP）が重要な役割を果たしており，そのメカニズムは，PK11195という薬剤がMMPの形成によるスーパーオキシドの生成とCaイオンの放出を促進し，最終的にアポトーシスを誘導するのであるが，セサモリンは，このスーパーオキシドの生成とCaイオンの放出を効果的に抑制しアポトーシスを抑制するが，セサミンは逆に促進するという結果を見出している[11]。しかし，セサミノール以外のセサミン，セサモリンも生体内でカテコール体に代謝されるので，パーキンソン病予防に期待されるセサミノールカテコール以外の生体内代謝物，セサミンカテコール，セサモリンカテコールに関しても，今後，脳内老化予防機能の解明が期待される。

◆文 献
1) 大澤俊彦: 脳内老化制御とバイオマーカー 基盤研究と食品素材. 丸山和佳子監修. 東京, シーエムシー出版, 2009
2) 望月美佳: ゴマリグナンの代謝と機能性. 機能性食品・素材と運動療法―生活習慣病予防と運動機能維持・向上をめざして. 大澤俊彦, 佐藤祐造監修. 東京, シーエムシー出版, 2012, pp26-33
3) Mochizuki M: Identification and characterization of sesaminol metabolites in the liver. J Agric Food Chem 57(21): 10429-10434, 2009
4) Miyake Y et al: Antioxidative catechol lignans converted from sesaminol tiglucoside by culturing with Aspergillus. J Agric Food Chem 53(1): 22-27, 2005
5) Liu XB et al: Formation of dopamine adducts derived from brain polyunsaturated fatty acids: Mechanism for Parkinson's disease. J Biol Chem 283(50): 34887-34895, 2008
6) 大澤俊彦: ゴマリグナンによる神経変性疾患予防機能. Functional Food 7(2): 90-96, 2013
7) Liu X et al: Assessing the neuroprotective effect of antioxidative food factors by application of lipid-derived dopamine modification adducts. Lipidomics 2: Methods and Protocols. Armstrong D ed. Humana Press, 2009, pp143-152
8) Hou RC et al: Effect of sesame antioxidants on LPS-induced NO production by BV2 microglial cells. Neuroreport 14(14): 1815-1819, 2003
9) Um MY et al: Sesaminol glucosides protect β-amyloid peptide-induced cognitive deficit in mice. Biol Pharm Bull 32(9): 1516-1520, 2009
10) Katayama S et al: Effect of sesaminol feeding on brain Aβ accumulation ina senescence-accelerated mouse-prone 8. J Agric Food Chem 64 (24): 4908-4913, 2016
11) Wu YQ et al: Phytochemicals prevent mitochondrial membrane permeabilization and protect SH-SY5Y cells against apoptosis induced by PK11195, a ligand for outer membrane translocator protein. J Neural Transm 124(1): 89-98, 2017

12 クルクミン

大澤 俊彦

1 ウコンの魅力

　カレー料理をはじめインド料理に不可欠なスパイスであるウコンは、健康長寿に重要な役割を持つ機能性食品である。アキウコン（*Curcuma longa* L.）の根茎を乾燥して粉末にしたものがターメリックで、沖縄では、エイサーの祭りの衣装に用いられるウコン染めやウッチン茶、沖縄料理の食材としても広く用いられている。インドでは、女性の伝統的な化粧品としても有用であり、マレーシアでは、黄金の色として重宝されている。また、稲作の儀式には、白米にターメリックの粉を混ぜて炊いて供され、結婚式ではターメッリクを皮膚に塗るという儀式も知られている。中国や日本では生薬として古くから強肝利胆薬や健胃薬として用いられ、さらには疫痢、喘息、結核、子宮出血などにも用いられてきた。現在、アキウコンの最大の生産国はインドであり、ほとんどが香辛料（ターメリック）として利用されている[1]。

　アキウコン（ターメリック）の安全性に関する情報は、急性毒性試験がラット、モルモットおよびサルに関して行われているが、有効性との関連から、とくに「クルクミン」に関する報告が最も多く見られる。主要な黄色成分であるクルクミン（U1）は、摂取後72時間以内に大部分が排泄され、小腸からわずかに吸収されると考えられている。安全性に関しても、ラットにおいて5g/kg摂取させた場合の安全性も確認されるなど、高い安全性が確認されている。ヒトにおける安全性の報告としては、3ヵ月間8g/日の摂取でも毒性はなく、炎症予防での有効量である2.5g/日の摂取での安全性が報告されている[2]。香辛料としてターメリックを摂取する場合、どんなに多く摂取したとしても、せいぜい数gまでであろうと推定されるので、U1の含有量が3～4％であることを考えた場合、安全性は、まず問題ないと考えられる。しかし、サプリメントや健康食品として大量に摂取する際には副作用が問題となるので、今後、できるだけ早急に、科学的なデータに基づく摂取量と安全性が確立されることを期待したい。

2 U1の機能性，とくに認知症予防効果について

　ターメリックには抗菌作用や抗炎症作用があることが古くから知られており，単に化粧として塗られるだけでなく，経験的にこのような効能を利用し，紫外線による傷害や皮膚感染などを予防したものであろう。このターメリックの主要な黄色色素の80％以上を占めるU1に関しては，われわれもラトガース大学との共同研究を行い，発がんプロモーションの抑制作用として，7,12-dimethyl-benz-[a]anthracene（DMBA）をイニシエーター，12-O-Tetradecanoyl-phorbol-13-acetate（TPA）をプロモーターとした系でU1が抑制効果を示すことを報告し，その強力な抑制機構は発がん促進過程で生成されたフリーラジカルの捕捉能との間に大きな相関性があることを報告している[2]。

　一方，経口摂取での「がん予防効果」に関する先駆的な研究として，前胃がん，十二指腸がん，大腸がんを対象とした化学発がんモデル系に対する抑制効果が明らかにされ，U1は皮膚塗布だけでなく経口投与でも，がん予防効果を示すことが期待できた。われわれも，U1をマウスに経口投与することでγ-線照射による乳腺腫瘍のイニシエーション（初期過程）だけでなく，プロモーション（促進過程）を有効に抑制したことを明らかにしてきたが，ほかの多くの研究グループからも，数多くの機能性について，表1に示したような各種疾病予防効果が報告されている[3]。

　では，U1の持つ認知症予防効果はどうであろうか。近年の高齢化にともない，高齢期特有の認知症が増加しているが，そのなかの1つにアルツハイマー病（AD）がある。ADは，海馬，大脳新皮質の神経細胞・シナプスの脱落，老人斑や神経原線維変化といった異常線維蓄積を特徴とすることが病理学的に明らかにされているが，ADの原因・メカニズムについてはいまだ未解明のままである。とはいえ，今日，多くの研究者がさまざまな観点から原因究明に取り組み，少しずつ前進しているように思われる。その1例として，アミロ

表1　クルクミン（U1）の生理機能

生理機能	文献
抗酸化効果	Pulla et al: Fd Chem Toxic, 1994
抗炎症作用	Huang et al: Eur J Pharmalcol, 1992
抗原虫作用	Araujo et al: Mem Inst Oswaldo Cruz, 1998
抗菌作用	Bhavani et al: Indian J Exp Biol, 1979
抗ウイルス効果	Mazumder et al: Biochem Pharm, 1995
抗がん作用	
皮膚がん	Nakamura et al: Jpn J Cancer Res, 1998
大腸がん	Stoner et al: J Cell Biochem, 1995
乳がん	Inano et al: Carcinogenesis, 1999, 2000
骨粗鬆症の予防	Ozaki et al: Biochem Pharm, 2000
抗動脈硬化	Ramirez-Tortosa et al: Atherosclerosis, 1999
脂質合成抑制作用	Babu et al: Mol Cell Biochem, 1997

イド（Aβ）産生に関与するγ-セクレターゼの正体が明らかにされ，この発見によりγ-セクレターゼ阻害薬の開発が行われるようになった。このように，基礎研究と同時にAD治療や予防における研究も盛んに行われており，抗Aβ抗体を用いたAβの免疫療法の開発やAβ凝集抑制薬開発なども研究されている。現在，AD発症には多種多様な要因が考えられており，種々のアプローチにより研究が進められている。

また，最近では酸化ストレスの代表である活性酸素種（ROS）や活性窒素種（RNS），過酸化脂質，アルデヒドなどが生体分子と反応して生じた酸化修飾蛋白質が，老人斑，神経原線維，レビー小体などに存在することから，異常凝集体の形成の引き金となる可能性があることが示唆された。さらに，AD脳では，ROSであるHOClやHOBrの生成を触媒する酵素myeloperoxidase（MPO）が過剰に発現していること，MPOは活性化ミクログリアや老人斑と局在が一致しているとの報告があった。以上より，MPO過剰発現による炎症反応とADに関わりがあることが示唆された[4]。

一方で，食品由来の成分であるポリフェノールや多価不飽和脂肪酸などの抗酸化機能を有する物質は，ROS，RNS，過酸化脂質などを消去する，あるいは酸化修飾蛋白質と直接反応することにより細胞障害を防御すると考えられている。実際，ADモデルであるアミロイド前駆体蛋白（APP）変異型のトランスジェニックマウスでは，通常，脳内のAβ蓄積や学習能力低下が見られるが，U1以外にも，赤ワイン由来のレスベラトロールや緑茶カテキン類，大豆イソフラボン類などのポリフェノール類，n-3の多価不飽和脂肪酸DHAは脳内Aβの蓄積，学習能力低下を強力に抑制することが報告された。このような食品由来成分の作用機序については，単純な抗酸化作用だけでなく，抗炎症作用，蛋白質分解系の増強作用，APPからのAβ切り出し酵素の制御作用，ペルオキシソーム増殖剤活性化受容体（PPAR）γの活性化作用等の遺伝子発現制御作用が示唆されている。なかでも，AD発症メカニズム解析の有力な手段として注目を集めたのは，ADモデルマウス（Tg2576マウス）である。このTg2576マウスは，脳内にAβが加齢とともに沈着するというADモデルマウスで，AD発症のメカニズム解析や予防・治療法の開発に広く用いられている。なかでも，抗炎症作用が注目されているクルクミンに関しては，最近，AD予防効果が大いに注目されている。まず，in vitro系の実験で，Aβ40に対するU1の凝集の抑制効果を見たところ，強い抑制作用を示し，また，Aβ40凝集物の脱凝集の促進作用を持つことから，U1の抗AD効果が期待できた。実際に，17カ月齢のTg2576マウスにU1（500ppm）を含む餌で5カ月間飼育し，22カ月齢での脳内の老人斑の形成を測定したところ，U1投与では，老人斑の形成を30％抑制した[5]。これらの結果から，認知症予防機能が期待されている非ステロイド系抗炎症薬（NSAIDs）よりも，U1は強力である可能性が期待されているが，実際のヒト臨床試験でのアプローチはこれからの課題である。最近，Aβを投与したADモデルラットを用いて，ナノカプセル化されたクルクミンが強力な抑制効果を示したことが報告された[6]。その内容は，クルクミンがAβにより引き起こされたTauのリン酸化を抑制し，PI3K/Akt/GSk3-β経路による保護効果を示したという内容である。なかでも，われわれが注目したのは，海馬領域にAβを注入されたラットにおける脳由来神経栄養因子（BDNF）の減少をクルクミンが回復したという内容であった。すでに紹介したように，D-ガラクトース誘導の認知症モデルラットで，アスタキサ

ンチンが海馬領域におけるBDNFの減少を回復しており、また、われわれは最近、高カカオチョコレートを用いたヒト臨床試験でBDNFの増加を明らかにしている。BDNFは、運動や脳活トレーニングでも増加しており、今後、ヒト臨床系での「ブレインフード」の機能性評価の研究が進んでいくものと期待される。

3 U1の生体内吸収・代謝と機能性

U1の吸収・代謝メカニズムを明らかにするために、われわれはU1投与ラットの血液中の存在量を測定した。その結果、1%を経口で投与した場合でもクルクミンは血液中に4.0ng/mL以下しか検出されず、かわりに、テトラヒドロクルクミン（THU1）が10倍近く（39ng/mL）検出されていた。この事実は、生体内で重要な役割を果たしているのはU1ではなく、テトラヒドロクルクミンではないかという吸収・代謝経路の可能性を示すものであった（後述）[7]。そして、U1は、皮膚に塗る場合と食べる場合とで同じ効能が得られるかどうかを検討するなかで登場したのが還元代謝物である。すなわち、U1は経口で摂取すると腸管の部分で吸収されるときに上皮細胞中に存在する還元酵素により還元体に変換され、体の中で実際に効果を示すのは還元代謝物（テトラヒドロ体）である（図1）、という訳である。われわれがテトラヒドロ体に注目した最初のきっかけは、ユーカリ葉のリーフワックス中の強力な抗酸化物質として存在するβ-ジケトンタイプの抗酸化物質の研究であった。すなわち、クルクミン自身は黄色色素としての利用も考えられ、実際、日本ではタクワン漬

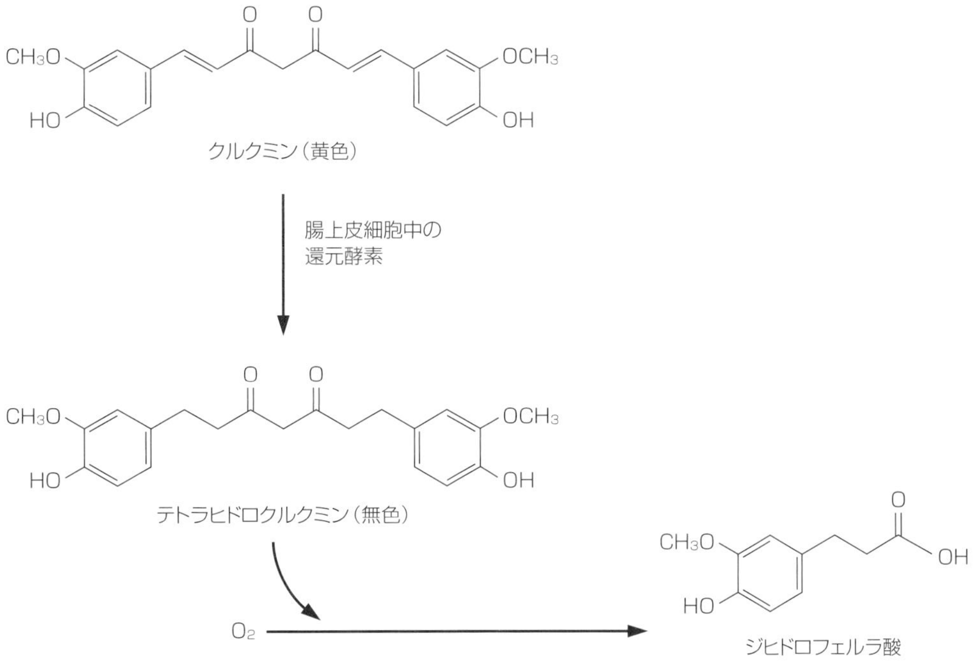

図1 クルクミン（U1）の生体内代謝メカニズム

けに多く用いられているが，食品用の抗酸化剤として広く利用するためにはこの黄色は逆に汎用性という面ではマイナスではないかと考え，このクルクミンを接触還元することでβ-ジケトン構造を導入することを考えた。実際に，U1のテトラヒドロ体を得ることができ，抗酸化性を測定したところ，いずれも抗酸化性が増強され，とくにTHU1に最も強い抗酸化性が見出された[7]。さらに，代謝物の詳細な検討を行ったところ，図1に示したように，THU1が抗酸化性を示しながら自身がジヒドロフェルラ酸に変換され，このジヒドロフェルラ酸も抗酸化性を有していることが明らかにできた。もちろん，U1の代謝物としては，グルクロン酸抱合体や硫酸抱合体が存在するが，われわれは，表2に示すような多種多様な機能性を明らかにし報告してきた。世界的にも，生体内での活性本体としてTHU1の重要性に焦点をあてた報告が注目されている[8]。

4 THU1と脳内老化予防

クルクミン類縁体をはじめ抗酸化因子による老化予防の試みとして，われわれは，国立長寿医療センター（木谷健一 前センター長ほか）との共同研究で，13週よりTHU1を投与したマウスにおいて，最大寿命は延長しなかったが，加齢に従って生存曲線の低下が緩和されるという興味ある結果を得た（図2）。このデータは，「抗酸化食品因子」による老化制御の可能性としては，寿命延長ではなく「健康長寿」が実現できるのではないかという可能性を示したものである[9]。

しかしながら，多くの注目を集めているのは，食の介入による寿命延長への挑戦である。とりわけ関心が高いのは，カロリー制限による寿命延長効果である。歴史的にも，不老長寿を目指した挑戦はことごとく失敗してきたが，2003年に発表された赤ワイン中に存在するレスベラトロールによる寿命延長効果は注目に値する。Horwitzらは，サーチュイン（sirtuin）ファミリーの脱アセチル化活性を促進する低分子化合物をスクリーニングし，もっとも強力な促進活性を持つ化合物として，ポリフェノール化合物であるレスベラトロール

表2 クルクミン（U1）とテトラヒドロクルクミン（THU1）の生理機能の比較

抑制効果	U1	THU1	発表論文
脂質過酸化		<	Osawa et al: Biosci Biotech Biochem 59: 1609-1612, 1995 Sugiyama et al: Biochem Pharmacol 52: 519-525, 1996 Nakayama et al: Food Sci Technol Int Tokyo 3: 74-76, 1997
皮膚がん		>	Cnney et al: Proc Soc Exp Biol Med 216: 234-245, 1997 Nakamura et al: Jpn J Cancer Res 89: 361-370, 1998
大腸がん		<	Kim et al: Carcinogenesis 19: 81-85, 1998
乳がん	+	NT	Inano et al: Carcinogenesis 20: 1011-1018, 1999 Inano et al: Carcinogenesis 21: 1836-1841, 2000
腎臓がん		<	Okada et al: J Nutr 131: 2090-2095, 2001
動脈硬化		<	Naito et al: J Atehroscler Thromb 9: 243-250, 2002

が同定された[10]。

　最近，われわれの研究グループは，酸化ストレス応答と寿命延長効果を指標にすることにより，ショウジョウバエの寿命延長および抗酸化ストレス応答効果を示す物質として，THU1の新しい機能を明らかにした。われわれは，ストレス応答性の遺伝子を標的遺伝子とするFOXO転写因子に着目した。FOXOは細胞質と核を行き来する蛋白であり，核に局在することで転写活性を示すことが知られている。このFOXOはインスリン受容体を介したPI3K/Aktシグナル経路によって負に制御されており，血清中のさまざまな成長因子などが細胞に作用している通常状態では，細胞質に局在し不活化状態にある。われわれは，THU1がFOXO4の細胞内局在にどのような影響を与えるかについて検討を行い，その作用機構についても検討を行った。その結果，THU1にはFOXO4の核内局在誘導作用があることが明らかとなった。これらのFOXO4の核内局在を誘導するにあたり，投与したTHU1がどこに作用しているのかを検討した。食品因子の中でも寿命延長効果が多数報告されているレスベラトロールにおいては，PI3Kの活性を阻害することでFOXOの核内移行を促進させると報告されている。われわれも，レスベラトロール投与によるFOXO4の核内移行を確認した。しかし，レスベラトロールとTHU1の構造にはそれほど相関性は見られないことから，レスベラトロールの作用部位とTHU1の作用部位が同じではない可能性が考えられたので検討を進めた結果，FOXO4のリン酸化の抑制と，FOXO4のすぐ上流に存在するAktのリン酸化を抑制することが明らかとなった。また，PI3K/Aktシグナル経路と同様にインスリン受容体を介するMAPKシグナル経路に存在するp44/42 MAPK（ERK）のリン酸化状態には影響が見られなかったことから，THU1はAktよりも上流の，PI3K/Aktシグナル経路に作用している可能性が示唆された（図3）[11]。今回の検討では，THU1の作用部位を特定するには至らなかったが，PI3Kのサブユニットであるp110やp85のリン酸化状態について検討を行うなど，さらに詳細に

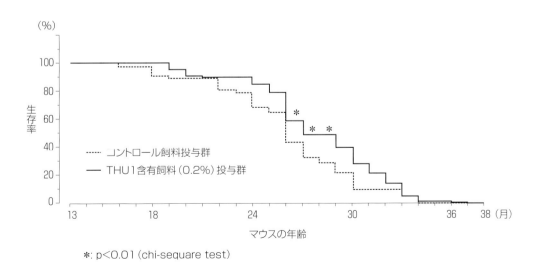

＊：p＜0.01 (chi-sequare test)

図2 C57BL/J6マウスの生存率に対するTHU1投与の効果

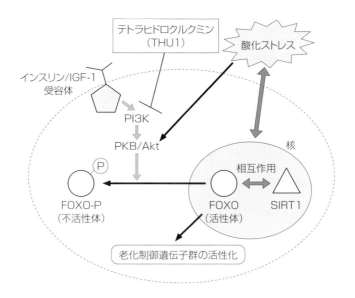

図3 テトラヒドロクルクミンによる寿命延長推定機構

検討を行うことでTHU1の作用部位を特定すべく，丸山和佳子教授（愛知学院大学）を中心にヒト培養細胞を用いた詳細な実験を進行中である[12]．レスベラトロールの作用機序と比較することで，新たな進展が期待される．

◆文献
1) 大澤俊彦, 井上宏生：スパイスには病気を防ぐこれだけの効果があった．東京, 廣済堂出版, 1999
2) Conney AH et al: Some Perspectives on Dietary Inhibition of Carcinogenesis: Studies with Curcumin and Tea. Proc Soc Exp Biol Med 216 (2): 234-245, 1997
3) Osawa T: Nephroprotective and hepatoprotective effects of curcuminoids, Molecular Targets and Therapeutic Users of Curcumin in Health and Diseases. Adv Exp Med Biol 595: 407-423, 2007
4) 大澤俊彦：クルクミン．脳内老化制御とバイオマーカー——基盤研究と食品素材．大澤俊彦, 丸山和佳子監修, 東京, シーエムシー出版, 2009, pp222-234
5) Yang F et al: Curcumin Inhibits Formation of Amyloid β Oligomers and Fibrils, Binds Plaques, and Reduces Amyloid in Vivo. J Biol Chem 280(7): 5892-5901, 2005
6) Hoppe JB et al: Free and nanoencapsulated curcumin suppress β-amyloid-induced cognitive impairments in rats: Involvement of BDNF and Akt/GSK-3β signaling pathway. Neurobiol Learn Mem 106: 134-144, 2013
7) 上野有紀, 大澤俊彦：ウコンの機能．スパイス・ハーブの機能と最新応用技術．中谷延二監修．東京, シーエムシー出版, 2011, pp93-103
8) 大澤俊彦：クルクミン．テトラヒドロクルクミンの持つ機能性研究の最近の動向．Functional Food 9(1): 4-9, 2015
9) 大澤俊彦, 上野有紀：クルクミノイド．Functional Food 4(5): 322-332, 2011
10) 大澤俊彦：ポリフェノールとレスベラトロール．レスベラトロールの基礎と応用．坪田一男監修．東京, シーエムシー出版, 2012, pp11-17
11) Xiang L et al: Tetrahydrocurcumin extends life span and inhibits the oxidative stress response by regulating the FOXO forkhead transcription factor. Aging 3(11): 1098-1107, 2011
12) 丸山和佳子ほか：クルクミン誘導体, とくにテトラヒドロクルクミンによる寿命延長効果．Functional Food 9(1): 10-13, 2015

13 ホップの抗アルツハイマー病作用

垣塚 彰

はじめに

現在，超高齢社会に突入したわが国では，加齢に起因する疾患を有する患者が急激に増加している。なかでも認知症患者の増加が著しく，65歳以上の実に15%が認知症を発症しているという統計結果も出ている[1]。認知症の半数以上を占めるのがアルツハイマー病であるが，アルツハイマー病を含め認知症に対する有効な治療法はいまだ見つかっていない。結果として，医療・介護費および人的負担が膨大になりつつある。

アルツハイマー病患者の脳には，老人斑と神経原線維変化と呼ばれる病因に関係があるとされる2つの病理像が観察される[2]。この2つの病理像の正体は長らく不明であったが，1984年に老人斑がギ酸で可溶化できることが判明したことを皮切りに，その主要成分がアミノ酸が連なったペプチドであることが明らかとなり，βアミロイド（Aβ）と名付けられた[3]。Aβは，40個のアミノ酸からなるAβ40と42個のアミノ酸からなるAβ42からなり，とくに，Aβ42が凝集・蓄積性が高く，初期の老人斑の形成に深く関わっていると考えられている。Aβは，いまだ機能が不明である前駆体蛋白質APP（amyloid precursor protein）の膜貫通近傍部分から，2つの酵素（β-セクレターゼとγ-セクレターゼ）の働きで切り出される。遺伝性アルツハイマー病では，ほぼすべての遺伝子変異が，Aβ（とくにAβ42）の産生亢進をもたらすことが実験的に示されており，アルツハイマー病の発症では，APPからのAβの切り出しが最も重要なイベントであると想定されている[4]。一方，神経原線維変化は，タウと呼ばれる蛋白質がリン酸化を受けた結果，線維状の塊となったものであることが，井原康夫らによって解明された[5]。

アルツハイマー病を患っていない人の剖検脳を解析した結果，Aβの蓄積は，40歳頃から始まっていることが判明し，その後，20年以上の歳月を経て老人斑の広範囲な蓄積が起こった後に，神経細胞内に神経原線維変化が起こり，その後，神経細胞の脱落が起こることで，発症に至ると考えられるようになった。この一連の経過を「アミロイド仮説」と呼ぶ（図1）[6]。そこで，アルツハイマー病の発症を防ぐ戦略としては，このいずれかの過程を阻害することが有効であると考えられる。たとえば，AβのAPPからの切り出し

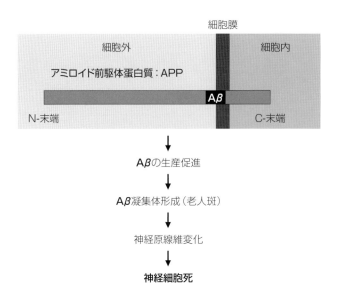

図1 アルツハイマー病発症の「アミロイド仮説」の概念図

を担うβ-セクレターゼもしくはγ-セクレターゼを薬物標的とした場合，20年以上の長期間にわたって薬物投与を行う必要が想定される．したがって，副作用の少ない治療薬を開発することがきわめて重要となる．われわれは，少ない副作用という視点から，漢方薬に使用される植物エキスに注目した．漢方薬は，千年を超えて人が摂取してきた実績があり，基本的に安全であることが実証されているからである．

1　γ-セクレターゼ阻害活性を持つ漢方薬エキスの同定

　われわれは，アルツハイマー病の予防薬の標的として，γ-セクレターゼを選択した．このγ-セクレターゼを阻害する植物エキス（薬剤）を同定するためには，γ-セクレターゼ活性を簡易に評価するアッセイ系が必要である．そこでわれわれは，これまでの転写研究の経験を活用し，γ-セクレターゼ活性を転写因子の活性に変換するアッセイ系を考案した[7]．このアッセイ系では，APPのC-末部位に人工の転写因子を接続し，その融合蛋白質を培養細胞に発現させた．融合蛋白質がγ-セクレターゼによって切断を受けると，C-末部位の転写因子が核内移行する．したがって，この転写因子に応答して，ルシフェラーゼを発現するレポーターで，この人工転写因子の転写活性をモニターすることで，γ-セクレターゼ活性の強さを定量的に評価するというシステムである．具体的には，APPのC-末部位に，酵母の転写因子であるGAL4のDNA結合領域とHerpes Simplex virusの転写活性化領域VP16を融合したGAL4-VP16（G4V16）を付加した融合蛋白質（APP-G4V16）を発現させるベクターを構築した．このGAL4-VP16は強力な転写因子で，GAL4認識配列（UAS）を挿入したプロモーターの転写を活性化する．このプロモーター下にルシフェラーゼ遺伝子を繋いだレポーター（TK〈UAS〉LUC）とAPP-G4V16を培養細胞に導入

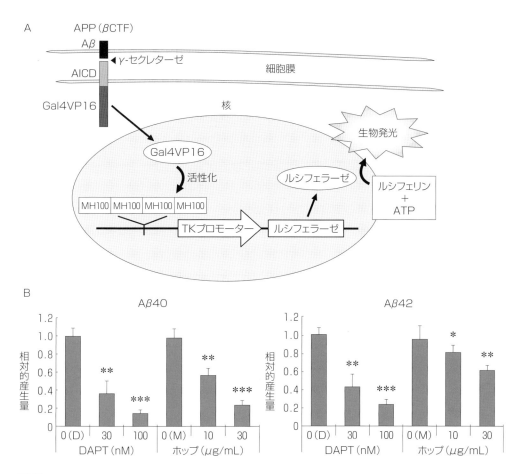

図2 ホップエキスによるAβの産生抑制
A: γ-セクレターゼを簡便に測定するアッセイ法の模式図。
B: Aで示したアッセイ法によって同定されたホップエキスによるAβの産生抑制。
(文献7より引用,一部改変)

すれば，その細胞抽出液のルシフェラーゼ活性を測定することで，γ-セクレターゼ活性の強さを定量できる（図2A）[7]。実際，このルシフェラーゼ活性は，既存のγ-セクレターゼの阻害剤であるDAPTを添加することで減少したことから，このアッセイ系によって，γセクレターゼ活性を定量的に評価できることが判明した[7]。

次にわれわれは，このアッセイ系を用い，漢方薬の原料になっている植物エキスを中心に，約1,600種類の植物エキスに対してγ-セクレターゼに対する阻害活性の評価を行った。その結果，ホップの雌花（毬花）のエキス（漢方薬名：啤酒花（ヒシュカ））に，明らかなγ-セクレターゼの阻害活性があることが示唆され，実際にAβの産生が抑制されていることをAβに対するELISA法によって確認した（図2B）[7]。

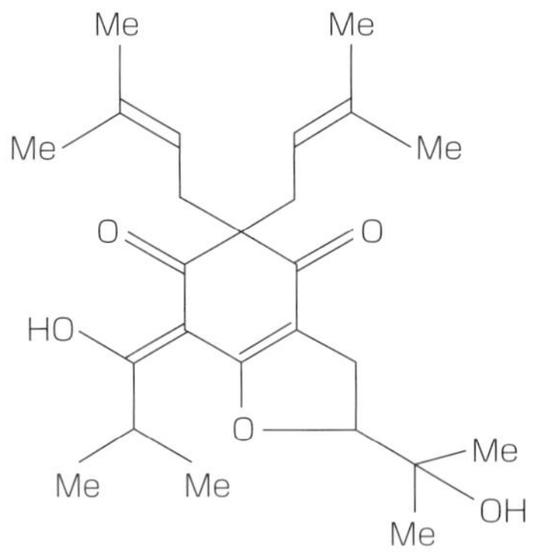

図3 ガルシニエリプトンHCの構造
ホップエキスに含まれるγ-セクレターゼ阻害活性の主成分。
（文献7より引用，一部改変）

2　γ-セクレターゼ阻害活性を持つホップエキス成分の精製と構造決定

　次に，ホップエキスに含まれるγ-セクレターゼを阻害する主成分の精製を行った。本精製では，まず，Bligh Dyer法で大まかに脂溶性分画と水溶性分画に分けた。γ-セクレターゼの阻害活性は，脂溶性分画に認められたので，次に，固相抽出，5CN-MSという順相カラム，COSMOSIL 5C18-AR-IIという逆相カラム，Symmetry Shield C18という逆相カラム，COSMOSIL π-NAPという逆相カラムを用いて順次分画を行い，それぞれの分画の活性をルシフェラーゼ活性で評価し，γ-セクレターゼの阻害活性を持つ物質を精製することができた。この最終精製物にAβの産生の阻害活性があることは，Aβに対するELISA法で確認した[7]。

　上記の精製を繰り返し行い，最終精製物を約2mg得た。質量解析で，この物質の分子量が416であること，また，京都大学大学院薬学研究科の竹本教授，塚野助教の協力を得て，NMRにて構造決定を行った。その結果，精製物は，既知の化合物のガルシニエリプトンHC（化学式：$C_{25}H_{36}O_5$）であることが判明した（図3）[7]。

3　アルツハイマー病モデルマウスに対するホップキスによる治療効果の解析

　続いて，γ-セクレターゼの阻害活性を示したホップエキスが，アルツハイマー病モデルマウスの発症に対し，抑制効果があるかどうかの検証を行った。そのために，われわれはトランスジェニックマウスの手法を使って2種類のアルツハイマー病モデルマウスの作製を行った[7]。このトランスジェニックマウスでは，家族性アルツハイマー病の原因遺伝子を脳の神経細胞に特異的に発現させることとした。そのために，神経特異的エノラーゼ（NSE: neuron-specific enolase）遺伝子のプロモーターを用いた。その内の1つには，家族性アルツハイマー病の原因となる，Indiana変異（V717F）を持つ変異APP遺伝子を導入した。さらに，このトランスジェニックマウス同士を掛け合わせ，トランスジーンをホ

モに持つ雌雄を得，それらをさらに掛け合わせることで，トランスジーンがホモの状態で系統の維持を行った（以下，APPマウス）。もう一方は，上記の変異APP遺伝子に加え，同じく家族性アルツハイマー病の原因となるP267S変異を持つ変異プレセニリン（PS）遺伝子を同時に発現させた（以下，APP/PSマウス）。

4 ホップエキスによるアルツハイマー病発症予防効果

次に，得られたAPPマウスを2群に分け，その内の1群には，ホップエキス（HFE：hop flower extract）を水に加えたものを，もう1群にはエキスを加えない水を自由摂取させて飼育した。また，対象として週齢の一致する野生型マウスを用いた。観察を行った18カ月齢までの間，3群の間で体重および飲水量に有意な差は観察されなかった[7]。また，ホップエキスの摂取によって，トランスジーンのmRNAレベルにも変化は認められず，また，副作用を示唆する有害事象はまったく観察されなかった[7]。

マウスの行動解析としてオープンフィールドテストを，記憶・学習能力の評価としてモリス水迷路試験を行った。オープンフィールドテストにおいて，これら3群のマウスの行動量に有意な差は認められなかったが，18カ月齢において，水飲水APPマウスにのみ，側壁から離れて中央部分に滞在する時間の有意な上昇（不安感情の欠如）が認められた（図4C）[7]。モリス水迷路試験では，生後6カ月齢に，水面下のプラットフォームにたどり着くまでの時間に野生型マウスと水飲水APPマウスの間に差が見られるようになり，9カ月齢および12カ月齢では水飲水APPマウスで，プラットフォームにたどり着くまでの時間が有意に遅延した（図4A）[7]。一方，これらの月齢において，ホップ飲水APPマウスでは，プラットフォームにたどり着くまでの時間は，野生型マウスとほぼ同等であった（図4A）[7]。さらに，水面下のプラットフォームの位置を記憶しているかどうかを検証するプローブテストにおいても，9カ月齢および12カ月齢において，野生型マウスに比べて水飲水APPマウスでは，プラットフォームが存在していた場所に留まる時間の有意な減少を認めたが，ホップ飲水APPマウスは，野生型と同様，プラットフォームが存在していた場所に留まる時間が，ほかの場所に留まる時間に比べて有意に延長しており，プラットフォームが存在していた場所を記憶していることが示唆された（図4B）[7]。しかしながら，15カ月齢および18カ月齢においては，ホップエキスの飲水による記憶・学習能力の保持は，もはや観察されなかった[7]。

続いて，APP/PSマウスを2群に分け，同月齢の野生型マウスを対象にし，APPマウスと同様の行動実験を行った。モリス水迷路試験では，APP/PSマウスは，どちらの群も7カ月齢までは，野生型マウスに比べて記憶学習能力の低下は認められなかったが，9カ月齢においては，水飲水APP/PSマウスにおいて，プラットフォームにたどり着くまでの時間に有意な遅延が認められた（図4D）[7]。一方，ホップ飲水APP/PSマウスは，水飲水APP/PSマウスと比較して，プラットフォームにたどり着くまでの時間に有意な短縮が認められた[7]。また，プローブテストにおいても，水飲水APP/PSマウスは，野生型マウスに比べて，プラットフォームが存在していた場所に留まる時間の有意な減少を認めたが，ホップ飲水APP/PSマウスは，プラットフォームが存在していた場所に，野生型

第2章 認知機能に対する食品因子のエビデンス

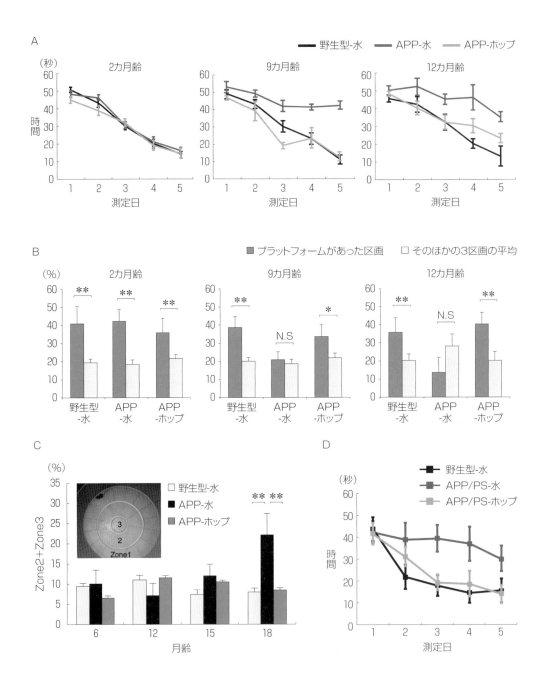

図4 ホップエキスが持つ抗アルツハイマー病活性（行動試験）

A: モリス水迷路試験による記憶・学習能力の検証（異なる月齢のAPPマウスが，水面下のプラットフォームに泳ぎ着くまでの時間）。
B: モリス水迷路試験による記憶・学習能力の検証（異なる月齢のAPPマウスが，プラットフォームがあった区画に留まっている時間の割合）。
C: オープンフィールド試験による行動試験。18カ月齢の水飲水アルツハイマー病モデルマウス（APP-水）のみ不安感情の消失が観察された。
D: モリス水迷路試験による記憶・学習能力の検証（9カ月齢のAPP/PSマウスが，水面下のプラットフォームに泳ぎ着くまでの時間）。

（文献7より引用，一部改変）

と同様に有意に長い時間留まっており，プラットフォームが存在していた場所を記憶していることが示唆された[7]．さらに，別の記憶・学習能力を調べる方法であるY字迷路試験によっても，9カ月齢の水飲水APP/PSマウスでは，記憶・学習能力の低下が認められたが，そのような加齢にともなう記憶・学習能力の低下は，ホップ飲水APP/PSマウスでは観察されなかった[7]．以上の結果から，アルツハイマー病モデルマウスにホップエキスを摂取させることで，野生型マウスとほぼ同じレベルで記憶・学習能力を保持させ得ること，および不安感情の消失を有意に抑制させ得ることが明らかとなった[7]．

5 ホップエキスによるAβ沈着の抑制効果

最後に，16カ月齢の野生型マウスと2群のAPPマウスの脳の切片を組織学的に解析した．抗Aβ抗体による染色で，水飲水APPマウスの大脳皮質頭頂部において，顕著なAβの沈着を認めた（図5A）[7]．このAβ沈着は，ホップ飲水APPマウスでは顕著に低下してい

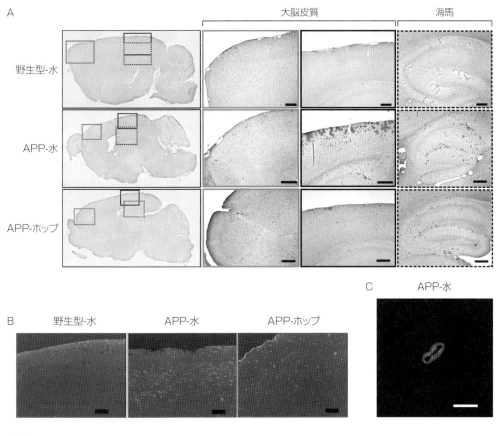

図5 ホップエキスが持つ抗アルツハイマー病活性（組織学的解析）
A: 16カ月齢のAPPマウスの大脳切片に対する抗Aβ抗体による免疫染色像（濃く染色されている部分がAβの沈着を示す）．スケールバー：200μm
B: 16カ月齢のAPPマウスの大脳切片に対するFSBによる蛍光染色像．スケールバー：200μm
C: 16カ月齢の水飲水APPマウスの大脳内の血管に対するFSBによる蛍光染色像．スケールバー：50μm
（文献7より引用，一部改変）

た。Aβに高い親和性を持つ1-フルオロ-2,5-ビス-(3-ヒドロキシカルボニル-4-ヒドロキシ)スチリルベンゼン(FSB)による脳切片の染色においても,抗Aβ抗体での場合と同じく,ホップ飲水APPマウスは水飲水APPマウスと比較して,FSBで染色されるAβの蓄積が有意に抑制されていた(図5B)[7]。さらに,水飲水APPマウスにおいては,大脳血管壁へのAβ沈着が認められたが,ホップ飲水APPマウスでは,大脳血管壁へのAβ沈着は観察されなかった(図5)[7]。

6 考察

近年,わが国では,アルツハイマー病に代表される認知症の患者数の急激な増大が起こっており,平成22年時点で65歳以上の実に15%が罹患しているという統計結果が報告されている[1]。今後も高齢化が進行することを考えると認知症の患者数はこれからも増大していくことが予測され,介護費と人的負担が今後も増え続けるであろうことが危惧されている。認知症の過半数以上を占める疾患がアルツハイマー病であり,アルツハイマー病に対する有効な予防・治療薬を開発することが,わが国の最重要課題の一つであると言っても過言ではない。

これまでの家族性アルツハイマー病の研究から,ほぼすべての遺伝子変異が,Aβ(とくにAβ42)の産生亢進をもたらすことが観察されており,アルツハイマー病の発症を抑制・予防するには,Aβの産生を抑制することが重要な治療戦略になると考えられている。Aβは,その前駆体蛋白質であるAPPの膜貫通近傍部分からβ-セクレターゼとγ-セクレターゼの2つのプロセシング酵素の働きで切り出される。したがって,このβ-セクレターゼもしくはγ-セクレターゼの活性を抑制することが,アルツハイマー病の重要な治療戦略となる。一方,Aβの蓄積は,早くは40代から始まっており,その後20年以上の長きにわたって蓄積されていくため,このAβの蓄積を抑制するためには,きわめて長期間にわたる薬剤の投与が必要となる。すなわち,アルツハイマー病の発症を予防する薬剤には,副作用が少なく安全性が高いことが求められる。そこでわれわれは,高い安全性が確立している漢方薬に注目し,漢方薬の原料となっている植物エキスを中心に約1,600種類の植物エキスをスクリーニングし,その中にγ-セクレターゼ活性を阻害するエキスが存在するかどうかを検証した。その結果,ホップの雌花(毬花)から抽出したエキス(漢方薬名:啤酒花)にγ-セクレターゼ活性を阻害する成分が含まれることを見出した[7]。さらに,その主要成分の精製に成功し,NMRなどでの構造解析の結果,その物質がガルシニエリプトンHCという物質であることを明らかにした[7]。

われわれは,ホップエキスのアルツハイマー病に対する発症予防効果を検証するために,2種類のアルツハイマー病のモデルマウスの作製を行った。これらのマウスは,加齢とともに認知・学習能力の低下が観察されたが,ホップエキスを飲水に混ぜ自由摂取させた場合には,同月齢の野生型マウスと同等の記憶・学習能力の保持が観察された[7]。さらに,非治療群に認められた不安感情の欠如(情緒異常)も,ホップエキス投与群には観察されなかった。また,ホップエキス投与群では,大脳皮質や血管壁へのAβの沈着も有意に抑制されていた[7]。

18カ月間，ホップエキスを摂取させたマウスにおいて，ヒトに対するγ-セクレターゼ阻害剤の臨床試験で観察された皮膚障害や皮膚がんは，まったく観察されなかった。これらの副作用は，γ-セクレターゼの切断を受けるAPPとは別の膜蛋白質Notchの切断が阻害されたことによると考えられているが，ホップエキスによる適度なγ-セクレターゼの阻害では，副作用をもたらすほどの強いNotchの切断阻害は起こっていないことを示している。ホップエキスは，女性ホルモン様の作用を持つことも示されており，女性の更年期障害の改善効果があることも報告されている[8]。更年期における女性ホルモンの減少は，アルツハイマー病の誘因となることが推測されているため[9]，ホップにはこの女性ホルモン様作用によってもアルツハイマー病の発症予防効果がもたらされるかもしれない。しかし，この女性ホルモン様作用は，胎児に対しては何らかの影響が危惧される。したがって，将来，ホップエキスがアルツハイマー病の予防のために摂取する方法として提供されるようになった場合でも，妊娠の可能性がある女性は摂取を控えた方が良いと思われる。

　一方，近年のマウスの実験から，ホップの苦み成分であり，ビールに含まれるイソα酸が，脳内のミクログリアを活性化し，Aβの沈着を除去する可能性を持つことが示された[10]。ヒトとマウスの免疫系の働きには大きな違いもあり，このマウスでの実験結果がヒトにも当てはまるかどうかは不明である。さらに，ビールを多飲するヒトがアルツハイマー病になりにくいという疫学的なエビデンスもはっきりしないが，ホップエキスの摂取には，Aβの沈着を除去する活性を持つ可能性を示した実験結果として注目されている。本研究での実験結果や上記の知見から，ホップエキスは，まったく新しいアルツハイマー病の発症を抑制もしくは予防する素材として，きわめて有望であると考えられる。本実験の終了後，国内外で育成されている約20種類のホップに由来するエキスに含まれるγ-セクレターゼの阻害活性の解析を行った。その結果，ほとんど活性のないものから本実験で使用したホップエキスの数倍強い阻害活性を持つものまで，さまざまな品種が存在していた。これらの結果から，高い有効性を持つアルツハイマー病の治療・予防法としてホップエキスを活用するためには，十分なγ-セクレターゼの阻害活性を含むホップの品種を選別することが，きわめて重要であると考えられた。

◆文献
1) 朝田隆ほか：都市部における認知症有病率と認知症の生活機能障害への対応 平成23年度〜平成24年度 総合研究報告書．厚生労働科学研究費補助金 認知症対策総合研究事業，2013年
2) Kakizuka A: Protein Precipitation: A common etiology in neurodegenerative disorders? Trend Genet 14(10): 396-402, 1998
3) Glenner GG, Wong CW: Alzheimer's disease: initial report of the purification and characterization of a novel cerebrovascular amyloid protein. Biochem Biophys Res Commun 120(3): 885-990, 1984
4) Selkoe DJ: Preventing Alzheimer's disease. Science 337: 1488-1492, 2012
5) Ihara Y et al: Phosphorylated tau protein is integrated into paired helical filaments in Alzheimer's disease. J Biochem 99(6): 1807-1810, 1986
6) Hardy J, Selkoe DJ: The amyloid hypothesis of Alzheimer's disease: progress and problems on the road to therapeutics. Science 297(5580): 353-356, 2002
7) Sasaoka N et al: Long-term oral administration of hop flower extracts mitigates Alzheimer phenotypes in mice. PLoS One 9(1): e87185, 2014

8) Journals D: Effect of hop (Humulus lupulus L.) flavonoids on aromatase (estrogen synthase) activity. J Agric Food Chem 54(8): 2938-2943, 2006
9) Wharton W et al: Short-term hormone therapy with transdermal estradiol improves cognition for postmenopausal women with Alzheimer's disease: results of a randomized controlled trial. J Alzheimers Dis 26(3): 495-505, 2011
10) Ano Y et al: Iso-α-acids, bitter components of beer, prevent inflammation and cognitive decline induced in a mouse model of Alzheimer's disease. J Biol Chem 292(9): 3720-3728, 2017

14 イチョウ葉エキス

佐々木 啓子　　松岡 耕二　　和田 啓爾

はじめに

　イチョウ（*Ginkgo biloba* L.），別名Maidenhair treeは，一科一属一種の落葉高木で雌雄異株である。イチョウ科植物（Ginkgoaceae）は，約2億年前の中生代ジュラ紀に繁栄したが，その後，数が減少して現存するのは1種である。このことから，「生きている化石」とも呼ばれる。属名のギンクゴは，日本語の銀杏(ぎんきょう)に由来する。

　医薬品としての使用は，1960年代にドイツの製薬会社において研究・開発されたイチョウ葉エキス（GBE）が，脳や末梢の血流改善のために使用されたことに始まる。現在は，薬効や安全性に関する情報が精査され，「EUハーブモノグラフ」「薬用植物に関するWHOモノグラフ」「ナチュラルメディシン・データベース（NMCD）」などに収載されている。薬効は，年齢による認知機能低下の改善や軽度の認知症患者の生活の質の向上（EUハーブモノグラフ，WHOモノグラフ）などである。そのほか，間欠性跛行のような末梢動脈閉塞疾患の疼痛，レイノー病，先端チアノーゼ（WHOモノグラフ，NMCD），月経前症候群，糖尿病などの症状の改善（NMCD）などがある。これまで日本では栄養補助食品として利用されてきたが，平成27年度に開始された「機能性表示食品」制度を受け，機能性を表示した食品が上市されている。これは事業者が安全性や機能性の科学的根拠などを届け出て食品にその機能性を表示する制度であり，GBEについては「記憶力を維持する機能がある」との表示が多い。各事業者が届け出た情報は消費者庁のウェブサイトで公開されている。ちなみに，平成24年に消費者庁が発表した「食品の機能性評価モデル事業」では，GBEの機能としての総合評価は，血流改善については6段階のC評価「機能性について示唆的な根拠がある」，認知機能改善についてはB評価「機能性について肯定的な根拠がある」だった。

2 イチョウ葉エキスとは何か

　EUハーブモノグラフやWHOモノグラフによると，イチョウ葉エキスは乾燥葉を60%

アセトンで抽出して製造される。薬物対抽出物の比（DER）は35〜67：1である。標準化されたエキスは，22〜27％のギンコフラボン配糖体（ケルセチン，ケンフェロール，イソラムネチン）と5〜7％のテルペンラクトン〔ギンコライドA（GA），ギンコライドB（GB），ギンコライドC（GC）を2.8〜3.4％，ビロバライド（BB）2.6〜3.2％〕を含む。アレルギー性皮膚炎を起こすことが知られているギンコール酸は，5ppm以下である。おもな成分の化学構造を図1に示す。特徴的な構造をもつテルペンラクトンはイチョウに特

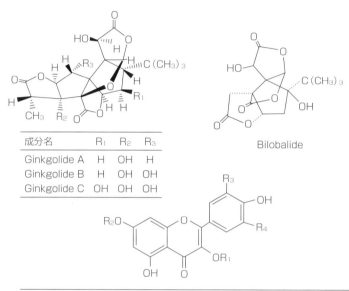

図1 イチョウ葉エキスのおもな含有成分の化学構造

有で，これまでほかの植物では見つかっていない．代表的な標準化GBEには，ドイツのEGb761（シュワーベ社，カールスルーエ）とLI1370（リヒトヴァーファーマ社，ベルリン）がある．現在のところ，GBEは，生物学的精神医学会世界連合（WFSBP）のガイドラインで推奨される唯一の抗認知症植物薬である[1]．

その他の成分として，プロアントシアニジンと有機酸（バニリン酸，4-ヒドロキシ安息香酸，プロトカテク酸，シキミ酸，6-ヒドロキシキヌレン酸）を含む．

3 イチョウ葉エキス成分の薬物動態

GBEは経口で良く吸収される．ヒトにおける生物学的利用率は，フラボノール配糖体で60％以上，ギンコライドは98％以上，ビロバライドは約70％である．前臨床試験ではラットにケルセチン（20.3mg/kg），ケンフェロール（14.7mg/kg），イソラムネチン（3.2mg/kg）を含むGBEを投与すると，最高血中濃度（Cmax）はそれぞれ179.21ng/mL，180.23ng/mL，195.96ng/mLで最高血中濃度到達時間（Tmax）は1.21時間，6.32時間，7.21時間である．ヒトでのフラボノール配糖体（ケルセチン，ケンフェロール，イソラムネチン）の半減期は約3時間である[2]．

また，GA 1.57mg，GB 0.84mg，BB 3.67mgを含むEGb761タブレットのヒトへの投与では，CmaxはGA 16.44ng/mL，GB 9.99ng/mL，BB 26.85ng/mLで，Tmaxはそれぞれ，0.93時間，1.5時間，1.06時間，半減期はそれぞれ，3.6時間，3.94時間，2.08時間だった[3]．

4 薬理作用

GBEの神経保護作用と神経伝達に及ぼす作用について記述した多くの総説がある[2,4,5]．

1）神経保護作用

酸化ストレスは，活性酸素種と抗酸化物質のバランスの崩壊によって起こり，神経はとくに酸化ストレスの攻撃を受けやすい．GBEの神経保護作用と抗酸化作用の関係が示されている．GBEはフリーラジカルの生成を抑制し，スーパーオキシド，ヒドロキシラジカル，一酸化窒素ラジカルや過酸化水素などの多様な活性酸素種(ROS)と活性窒素種(RNS)を捕捉する．ROSやRNSはアミロイドβ蛋白質（Aβ）誘導神経毒性に関係があることから，GBEの神経保護作用が試験され，GBE（10〜100μg/mL）がラット海馬由来神経細胞において，Aβ誘導の細胞障害を濃度依存的に抑制することが示された．この神経保護作用にはケルセチンが関わっている．また，アルツハイマー病（AD）発症の原因遺伝子であるアミロイド前駆体蛋白質（APP）遺伝子とプレセニリン遺伝子の二重変異体神経芽腫細胞株（N2a細胞）において，GBEはAβ線維の形成とカスパーゼ3活性化を抑制した．さらにADモデルマウス（TgAPP/PS1）において海馬神経細胞の増殖を促進，Aβオリゴマーを減少，転写因子CREB（cAMP response element binding protein）のリン酸化が回復した．

GBEによるCREBの活性化は，BDNF（脳由来神経栄養因子）などの神経栄養因子遺伝子の発現を誘導する．気分障害やストレスの動物モデルでは，CREB-BDNF経路が崩壊

しmiくしていることから，BDNFの増加は神経保護作用や神経可塑性の主要メカニズムの一つと考えられる。臨床研究においても，遅発性ジスキネシア（TD）の症状を有する統合失調症患者は，TDのない患者や健康な対象者よりBDNFレベルが低いことが報告されている。GBE投与群はTDの症状が改善され，プラセボ群と比較してBDNFレベルが増加した。

さらに，マウスの脳局所虚血（中大脳動脈閉塞）モデルにおけるGBEの神経保護作用には，抗酸化酵素であるヘムオキシゲナーゼ1（HO-1）の活性化が関与することが示されている。

2）神経伝達に及ぼす作用

GBEを長期（3カ月）投与した老齢ラットでは，水迷路で学習させた後の海馬のセロトニン量を増加させ，前頭前皮質でセロトニン代謝物量を増加させた。前頭前皮質と海馬の活動は，空間作業記憶の保持に関係している。GBEを14日間（1日1回）投与した覚醒ラットの前頭前皮質においては，細胞外ドパミン量とノルアドレナリン量を増加させたが，セロトニン量には影響はなかった。

In vitro 研究では，GBEはモノアミンオキシダーゼ（MAO）活性やノルエピネフリン，セロトニン，ドパミンの取り込みを抑制することが報告された。

GBEの14日間投与は，前頭前皮質でドパミンとアセチルコリンの放出を増加させ，加齢ラットにおけるストレス誘発のセロトニン5-HT_{1A}受容体脱感作を防ぎ，さらに，加齢やストレス負荷動物では脳のMAO活性の上昇を調節する。GBEは，ストレスや気分障害に関係する視床下部の脳室周囲核と中脳辺縁系でドパミン量を増加した。また，強制水泳試験によるうつ病モデルマウスにおいて，GBEは海馬と前頭前皮質でセロトニンとドパミンの活動を増加させた。

コリン作動性神経は，前脳基底部に神経細胞群を有し，大脳新皮質や海馬に投射しているが，AD患者の脳の前脳基底部では，コリン作動性神経細胞の脱落が認められる。GBEは，ラットの海馬シナプトソームに対する高親和性コリン取り込みを促進した。また，老齢ラットへの長期（28日間）投与では，海馬でムスカリン受容体数が増加し，7日間投与では前頭前皮質損傷後のマイネルト基底核でのコリン作動性神経の損失が減少した。

GBEはAβで誘導されたコリン作動性神経の活動低下を防ぐ。Aβを側脳室内に灌流したラットを使った実験では，GBEを100mg/kg投与すると，Aβ灌流で誘導されたラットの記憶障害とコリンアセチルトランスフェラーゼ活性の低下が抑制された。

興奮性と抑制性の神経伝達物質に対する効果も観察されている。GBEは非競合的に，グルタミン酸受容体アンタゴニズムによってグルタミン酸に誘導される障害から神経を保護した。テルペン成分のBBは組換GABA$_A$受容体に対してビククリンとピクロトキシンと同等の効果を示し，GBは海馬のグリシン受容体拮抗薬として作用した。

GBE主要成分の薬理作用を表1にまとめた。

表1 GBE主要成分の薬理作用

成分名	薬理作用
ギンコライドA	・神経細胞死や炎症反応の抑制 ・LPSによるPI3K活性化と炎症メディエーター産生を阻害する ・PAFアンタゴニスト作用 ・STAT3を介した炎症反応の抑制 ・EKR1/2活性化とスーパーオキシド産生抑制による動脈平滑筋細胞の増殖抑制 ・抗不安効果 ・ラットの背側海馬と扁桃体のCREBレベル増加
ギンコライドB	・効果的なPAFアンタゴニスト作用 ・敗血症,多発性硬化症,片頭痛の臨床試験が行われる ・重症のグラム陰性敗血症の患者の治療に有効である ・肺移植後の呼吸機能を正常にする ・カテプシンBとL,リソソームプロテアーゼの発現低下による脳の虚血再灌流障害の減少 ・Migrasoll®（60mg GBとコエンザイムQ10,リボフラビン,マグネシウム）の主成分として,前兆をともなう片頭痛の治療に効果がある
ギンコライドC	・弱いPAFアンタゴニスト作用 ・AUCやCmaxはほかのギンコライドより低い
ビロバライド	・心筋梗塞のin vivoモデルでPAF受容体遺伝子発現のダウンレギュレーション ・抗炎症作用：虚血再灌流障害後の神経炎症,低酸素や炎症による痛みの抑制 ・神経保護作用：永続的虚血発作によるグルタミン酸放出の減少 ・Wnt/βカテニンのシグナル経路で,神経細胞の分化誘導
フラボノイドおよびその配糖体	・Akt/PKB, PI3K, MAPK, PKCシグナル伝達経路に作用する ・脳機能,認知機能,細胞生存に関与する ・抗酸化作用：酸化物のフリーラジカル,おもにヒドロキシラジカルを捕捉するアルツハイマー病,がん,心臓病への利用 ・ケルセチンアグリコンの急性経口投与は,高血圧の血圧を低下させる ・イソラムネチンは,Nrf2活性化を介して抗酸化酵素ヘムオキシゲナーゼ1をアップレギュレートする ・ケンフェロールの抗凝固作用にはPI3K/Akt/PKBシグナル系が関与する

5 認知症に対するメタ解析

　GBEの認知症治療に対する安全・有効性に関しては，数多くの研究成果が蓄積されているが，統一的な結論は得られていない。総説には，これまでの臨床試験で得られた結果が述べられている[2,3,5]。初期のコクランメタ解析では，GBEの投与期間，投与量，患者の重症度もさまざまなランダム化二重盲験研究において，イチョウの有効性と安全性が評価された。解析の結果，イチョウとプラセボ間で有害事象の発生に有意差がないこと，また，認知症や認知障害の治療にGBEが有益であるとする科学的根拠はないことが報告された。

　これまでに多数のランダム化比較試験（RCT）によってGBEの認知症に対する効果が評価されてきたが，GBE介入期間や投与量，患者の特徴などの異質性のため，結果に一貫性がなかった。これらの結果を統合したシステマティックレビュー/メタ解析の結果も

また，RCTの異質性のためさまざまである。Yuanらは，近年の報告を含め，システマティックレビューを評価している。認知症の治療に関して総合的に見ると，GBEの投与量が1日約200mg以上（おおむね240mg），投与期間は少なくとも22週間以上のGBE介入群において，認知機能，日常生活動作，臨床全般印象度でプラセボ投与群と比較して有益な効果が示されている。1日200mg以下の投与量や22週以下の投与期間では，有益な効果は見られなかった。しかし，臨床試験の方法論的な限界や高い異質性，検体数が少数の臨床試験であるため，エビデンスの質は「低い」から「中程度」であり，結果の解釈には注意が必要である[6]。

神経精神医学的特徴を有するAD患者400人について行われた大規模試験（GINDEM-NP study）では，GBEを1日240mgで22週間投与された患者群では，認知機能や精神症状や日常生活動作が改善した。認知症にともなう不安，焦燥性興奮うつ症状，アパシー（無気力）などの神経精神症状は，認知症の行動・心理症状（BPSD: behavioural and psychological symptoms of dementia）と呼ばれる。最近報告されたシステマティックレビューでは，BPSDをともなう認知症において，GBEが1日量で240mg，投与期間が少なくとも22週間では，認知機能，介護者の苦痛評価を含むBPSD，日常生活動作，臨床全般印象度，生活の質において，プラセボ群と比較してGBE群で有意だった[7]。この際，GBEと認知症治療薬との比較において，GBEはコリンエステラーゼ阻害薬と同等の作用を持つことが示された。GBEとドネペジル，およびそれらの組み合わせは，軽度から中程度の神経精神症状をともなうAD患者の認知機能，神経精神症状，全般評価を改善した。

また，GBEの認知症予防に対する有用性について，米国（Ginkgo Evaluation of Memory）とフランス（GuideAge）で大規模な研究が行われた。75歳以上の認知機能が正常なボランティア（2,587人）と軽度の認知障害（MCI）を有する参加者（482人）にGBE（120mg，1日2回）あるいはプラセボの投与がランダムに割り付けられ，平均6.1年間の追跡調査で認知症の評価が行われた。その結果，433人が認知症と診断されたが，GBE群（年間100人中3.3人）とプラセボ群（年間100人中2.9人）の間に統計学的な差はなかった。

GuideAgeでは，70歳以上の記憶愁訴のある2,854人が評価された。GBE（120mg，1日2回）あるいはプラセボの投与がランダムに割り付けられた。5年間の追跡調査で，ADと診断されたのはイチョウ群で61人（年間100人中1.2人）とプラセボ群では76人（年間100人中1.4人）であり，この結果も有意差はなく，イチョウは認知症の予防に効果がないと報告された。

おわりに

以上，最近の報告を含めて膨大な研究，報告を概観してきたが，GBEの成分は神経細胞の保護，抗酸化作用や活性酸素種・活性窒素種の捕捉，神経栄養因子の発現誘導，神経伝達物質の放出や取り込みの亢進など，少なからぬ生理活性を持つことは示されていると言える。ただし，認知機能の改善，認知症の予防効果については，これまでの大規模臨床研究の結果からは，まだはっきりした結論は導かれていないと言わざるを得ない。とはいえ，ヒトや動物実験の示すところから，GBEおよびその成分化合物は，認知機能の低下

を防ぐ手段として有望であることは明らかである．さらなる研究の発展により，太古の大地から受け継がれてきたイチョウの生命力が，その花言葉「長寿」の通り，私たちの生活を豊かにするものとして活かされることを期待して止まない．

◆文 献

1) Ihl R et al: WFSBP task force on treatment guidelines for Alzheimer's disease and other Dementias. World federation of societies of biological psychiatry(WFSBP)guidelines for the biological treatment of Alzheimer's disease and other dementias. World J Biol Psychiatry 12(1): 2-32, 2011
2) Montes P et al: Ginkgo biloba extract 761: a review of basic studies and potential clinical use in psychiatric disorders. CNS Neurol Disord Drug Targets 14(1): 132-49, 2015
3) Heinonen T, Gaus W: Cross matching observations on toxicological and clinical data for the assessment of tolerability and safety of Ginkgo biloba leaf extract. Toxicology 327: 95-115, 2015
4) Mancuso C et al: Natural substances and Alzheimer's disease: from preclinical studies to evidence based medicine. Biochim Biophys Acta 1822(5): 616-624, 2012
5) Nash KM, Shah ZA: Current Perspectives on the Beneficial Role of Ginkgo biloba in Neurological and Cerebrovascular Disorders. Integr Med Insights 10: 1-9, 2015
6) Yuan Q et al: Effects of Ginkgo biloba on dementia: An overview of systematic reviews. J Ethnopharmacol 195: 1-9, 2017
7) von Gunten et al: Efficacy of ginkgo biloba extract EGb761® in dementia with behavioural and psychological symptoms: a systematic review. World J Biol Psychiatry 17(8): 622-633, 2016

15 トウゲシバ（ヒューペルジン A）

田平 武

はじめに

　トウゲシバ（*Huperzia serrata*），別名「千層塔」はシダ植物の一種で，中国では1300年以上前から生薬として使用されている薬草である（図1）。古くは打ち身，捻挫，浮腫，リウマチなどに使われ，また重症筋無力症や有機リン中毒にも使われた。中国やインドの山中に自生しており，わが国にもあまり高くない山地に広く分布している。トウゲシバにはホソバトウゲシバ，ヒロハトウゲシバ，オニトウゲシバの3種があり，葉の大きさと形状で分けられる。いずれも10〜20cm草丈の多年草で，胞子と無性芽で繁殖し，成長には3〜5年ほどかかるようである。1980年代の後半に有効成分の一つとしてヒューペルジンAが発見され，注目されるようになった（図2）[1]。

1　ヒューペルジンA

　ヒューペルジンA（huperzine A）はトウゲシバより抽出されるテルペンアルカロイドで，アセチルコリンエステラーゼ阻害作用（ドネペジルと同じ作用）とNMDA受容体拮抗作用（メマンチンと同じ作用）の両方を有する。分子式は$C_{15}H_{18}N_2O$，分子量は242.3 Da，

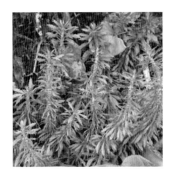

図1　トウゲシバ　　　　　図2　ヒューペルジン A

血液脳関門を容易に通過し，半減期は約6時間である．CYP1A2により代謝を受けるが95％は代謝されずに腎より排泄される．

筆者らは沖縄のレキオファーマ（株）の協力を得て岐阜薬科大学と共同研究を行い，国内で採取されたトウゲシバのエタノール抽出物にアセチルコリンエステラーゼ阻害活性があることを確認した[2]．ブチリルコリンエステラーゼ阻害活性はない．

2 ヒューペルジンAとアルツハイマー病

ヒューペルジンAはコリンエステラーゼ阻害作用とNMDA受容体拮抗作用があるためアルツハイマー病に対し認知機能改善効果，日常生活動作の改善効果が二重盲検法で示され，メタ解析でも有効性が認められている[3,4]．また，*in vitro*の系，あるいは動物実験でシナプスにおけるドパミン，ノルエピネフリン増強作用も有し[5]，グルタミン酸過剰による神経細胞死の抑止効果，アミロイドβや虚血による細胞死の保護効果，脳に蓄積する鉄の排除効果などが示されている[6]．また，抗てんかん作用[7]や抗うつ作用[8]も報告されている．

3 ヒューペルジンAを含むサプリメント

1）コグニアップ®（龍泉堂）

インド産ヒューペルジンAを含むサプリメントで，機能性表示を取得しているものにコグニアップ®がある．ヒューペルジンAとして100μg/日（コグニアップ®として10mg/日）を服用し，8週後および12週後のMMSEスコアが有意に改善したという．これは海外で実施された試験結果に基づいて機能性表示が取得されたものと思われ，日本人でも同様の効果が得られるかどうかはまだ確かめられていないようである．

2）メモリン®（レキオファーマ）

筆者はヒューペルジンAを少量（26μg/日）含み，クルクミン，スクワレン，DHA，ビタミンE，ビタミンB_6，B_{12}などを含むメモリン®（沖縄のレキオファーマ社製品）を軽度認知障害（MCI）の人に飲んでもらったところADAS-Jcogスコアの有意な改善を認めた[9]．さらに多数例のMCIにおけるオープン試験でADAS-Jcogスコアの有意な改善を認め（図3），その改善効果は約半年後にも有意であり，さらに長期間の経過観察を継続中である．副作用は見られなかった．この結果はオープン試験の結果であり，ヒューペルジンAの含量も少量であり，またヒューペルジンA以外にも抗認知症効果があるとされる多くのサプリメントを含んでおり，ヒューペルジンAのみの効果であるとは断定できない．

3）ヒューペルミンE（レキオファーマ）

ヒューペルジンAを多く含むヒューペルミンEのオープン試験を，倫理委員会の承認を得て行った．最初の治験はカプセル製剤であり，主として中等症のアルツハイマー病患者を対象とした．1日摂取量にトウゲシバエキス 150mg（ヒューペルジンA 300μg），クルクミン 360mg，ビタミンE 30mg，その他を含む．ドネペジル5mgを長年服用しADAS-Jcogスコアが40点超になった症例では，25点まで改善した症例がみられるなど（図4），

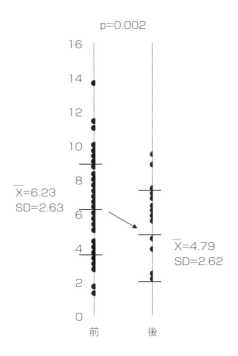

図3 メモリン®の軽度認知障害に対する効果

メモリン®を服用した軽度認知障害者（n = 62）におけるADAS-Jcogスコアの変化を，最善点または最悪点を服用後として服用前と比較したもので，服用後に有意な改善を認めた。

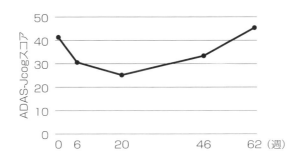

図4 ヒューペルミンEを服用したAD患者の認知機能の推移

症例は76歳女性，ドネペジル5mgを長く使用し，ADAS-Jcogスコアが41.3まで低下していた症例にヒューペルミンEを追加したところ，20週後に25.0まで改善し，およそ1年かけてベースラインに戻った。

多くの症例で認知機能の改善効果が確認された。有害事象としては軽微な消化器症状が見られ，1例で胃潰瘍が悪化した。

次いでレビー小体型認知症を含む軽度の認知症とMCIを対象に，オープン試験を行った。この試験では胃の刺激症状を減らし，高齢者でも飲みやすい顆粒製剤を用いた。1日摂取量にトウゲシバエキス360mg（ヒューペルジンA 360μg），クルクミン100mg，ビタミンE 220mg，その他を含む。その結果，多くの症例に認知機能の改善効果が見られた[10]。有

害事象として軽微な消化器症状は軽減され，レビー小体型認知症患者の過敏反応も見られなかった。アミロイド血管症によると思われる微小出血を多数有する1例の患者に，皮質性の脳出血が見られた。

　ヒューペルジンAはすでに諸外国で多く使用されているサプリメントであるが，1日の摂取量が200μgを超えるものについては，医師の管理下に使用する方が望ましいのではないかと思われる。

4　今後の展開

　現在，トウゲシバエキスは中国，インドから輸入されているが，成長が遅い植物であるため資源の枯渇が問題になっており，価格も高騰している。トウゲシバはわが国の山にも群生しており，岐阜県では栽培法も含めて研究開発が進められており，県の産業として育成する動きがある。今後，ロット差のない質の高い国産のトウゲシバエキスが，安定供給されるようになるものと期待される。

◆文 献
1) Ma X et al: Huperzine A from Huperzia species-an ethnopharmacolgical review. J Ethnopharmacol 113(1): 15-34, 2007
2) Ohba T et al: Japanese Huperzia serrata extract and the constituent, huperzine A, ameliorate the scopolamine-induced cognitive impairment in mice. Biosci Biotech Biochem 79(11): 1838-1844, 2015
3) Ha GT et al: Huperzine A as potential treatment of Alzheimer's disease: an assessment on chemistry, pharmacology, and clinical studies. Chem Biodivers 8(7): 1189-1204, 2011
4) Xing SH et al: Huperzine A in the treatment of Alzheimer's disease and vascular dementia: a meta-analysis. Evid Based Complement Alternat Med 2014: 363985, 2014 doi: 10.1155/2014/363985
5) Zhu XD, Giacobini E: Second generation cholinesterase inhibitors: effect of (L)-huperzine-A on cortical biogenic amines. J Neurosci Res 41(6): 828-835, 1995
6) Qian ZM, Ke Y: Huperzine A: is it an effective disease-modifying drug for Alzheimer's disease? Front Aging Neurosci 6: 216, 2014. doi: 10.3389/fnagi.2014.00216
7) Damar U et al: Huperzine A: a promising anticonvulsant, disease modifying, and memory enhancing treatment option in Alzheimer's disease. Med Hypotheses 99: 57-62, 2017
8) Zheng W et al: Huperzine A for treatment of cognitive impairment in major depressive disorder: a systematic review of randomized controlled trials. Shanghai Arch Psychiatry 28(2): 64-71, 2016
9) Tabira T et al: A study on a supplement containing curcumin, piperine, squalene, DHA, vitamin E/C/B12/B6, folate, and huperzine A for mild cognitive impairment. 日早期認知症会誌 10(1): 26-34, 2017
10) Tabira T et al. A study of a supplement containing huperzine A and curcumin in dementia patients and individuals with mild cognitive impairment. J Alzheimers Dis 63(1): 75-78. 2018

16 PUFA（多価不飽和脂肪酸）

福永 健治

はじめに

　魚介類に特徴的に含まれるドコサヘキサエン酸（DHA）やイコサペンタエン酸（EPA）などのn-3系多価不飽和脂肪酸（n-3PUFA）は，血栓症予防，血中中性脂肪低下，閉塞性動脈硬化症改善，これらにともなう心血管，脳血管系疾患の予防効果を有することが汎く知られている。また，n-3PUFAを豊富に含む魚介類の摂取は，アルツハイマー病（AD）をはじめとする認知症の発症抑制，症状の改善など好影響を与えるとの研究報告がある。そこで本項では，これまでに報告されている認知症とn-3PUFAの関係について，DHAを中心に概説する。

1 認知症と脳の脂肪酸

　認知症における脂肪酸代謝研究の初期において，Soderbergら[1]は，ADで死亡した患者の剖検脳では記憶や空間学習能力にかかわる海馬領域でDHAの含有量が低下していること，Conquerら[2]はADの血漿リン脂質およびホスファチジルコリン画分においてEPA，DHA，総n-3PUFAおよびn-3/n-6比のすべてが健常者のそれらより有意に低下していることを報告している。また，Daielloら[3]は，ADの脳細胞中にはDHAが正常脳細胞の1/2以下しかなく，DHAの代謝で生成する抗炎症性メディエーターの一つであるプロテクチンD_1が極端に少ないことを報告している。海馬領域のAD細胞で生成するアミロイドβ42（Aβ42）はアポトーシスを誘導する遺伝子を活性化するが，プロテクチンD_1はこれを阻害することで脳細胞死を低減している可能性がある。また，アラキドン酸代謝産物の生成阻害によってAβ42の産生が抑制され症状の改善につながるとの知見は，DHAのADに対する作用を考えるうえで非常に興味深い。

2 n-3PUFA摂取による認知症の改善効果

　Oulhajら[4]は，軽度認知障害（MCI）を有する人の無作為試験で，高用量のDHA単独

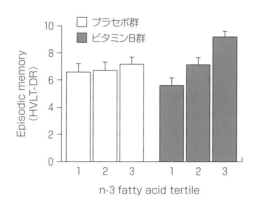

図1 ビタミンB群投与が血清n-3PUFA量三分位のエピソード記憶スコアに及ぼす影響

血清のn-3PUFA量三分位数とビタミンB治療との相互作用は有意であった（p=0.028）。n-3PUFA脂肪酸濃度の第3三分位において、ビタミンB群の記憶スコアはプラセボよりも高かった（p=0.047）。ビタミンB群では、n-3PUFAの第3三分位における記憶スコアは第1三分位よりも高かった（p=0.01）。

（文献4より引用, 一部改変）

投与に対しビタミンB群の投与が認知効果を有意に高めること、EPAに対しては効果が見られないことを報告している。また、血清n-3PUFA濃度が低い場合、ビタミンB群の投与はMCIの認知（エピソード記憶）低下には効果がないが、n-3PUFAが正常範囲以上にあるとき、ビタミンB群の投与は認知能低下を抑制することを報告している（図1）。一方、Jernerénら[5]は、血中n-3PUFAやホモシステイン値と脳萎縮や認知症との関連を調べ、高用量のビタミンB群投与による脳萎縮抑制効果は、血中n-3PUFAが高値である場合に認められることを報告している。

Konagaiら[6]は、高齢者の認知機能へ及ぼすクリル油およびイワシ油投与の影響を近赤外線分光法および脳波記録法で評価している。計算作業負荷下でクリル油およびイワシ油投与によってオキシヘモグロビン濃度が有意に増加し、クリル油はイワシ油に比べより高い効果が見られたと報告している。この効果の差異は、クリル油にはトリグリセリド型n-3PUFAのほかリン脂質結合型n-3PUFA、プラズマローゲン型のリン脂質を含むこと、抗酸化性成分として知られているアスタキサンチンを含むことに関係している可能性がある。

3 血液中DHA量と認知機能の関係

Nishihiraら[7]は、認知症ではない高齢者において血清n-3PUFAの濃度と認知機能との関連性を評価している。その結果、加齢とともに血清DHA濃度は低下していた。また、年齢、性別、教育、肥満度、高血圧、糖尿病、脂質異常症といった交絡因子で補正後、多変量解析を行った結果、血清EPAおよびDHA＋EPA濃度が高いほど認知機能が保たれており、認知症のリスクが低いことを報告している。

また、Ammann[8]らは、子宮摘出手術を受けた認知症ではない高齢女性を対象に血清DHAとEPAの合計濃度を測定し、その値によって3グループに分類した。年齢、ホルモ

ン補充療法などの影響を除外したところ，DHAとEPAの合計濃度が最も低いグループに比べ，最も高いグループで認知機能が高く保持されていることがわかった。しかし，教育，人種，肥満度，運動，喫煙，飲酒などの影響も除外すると認知機能検査7項目のうち6項目で差がなくなり，残り1項目も差が小さくなった。

Tanら[9]は，高齢者やAD患者の末梢血や剖検脳に含まれるn-3PUFAは，健常者に比べて低いこと，赤血球膜DHA量の低値群ではMRI画像上の脳容積が小さく，認知機能試験の得点も低値であることを報告している。赤血球膜の脂肪酸組成は過去約4カ月の食事由来n-3PUFAを反映しており，全血や血清を指標とする場合に比べ，直近の食事の影響を受けないことから，より正確な指標となり得る。

4 最近のレビューから見た認知症とn-3PUFA

Cederholm[10]は，魚介類摂取あるいはn-3PUFAサプリメント摂取によるAD予防に関し2015年から2016年のヒトデータを中心にレビューを行っている。これによると，前向きコホート研究の1報では，高齢者の剖検脳で魚介類の摂取と老人斑および神経原線維変化の有意な減少との相関が認められた。一方，5年間の介入試験では，n-3PUFA投与群も対照群も認知機能に関する有意差は認められなかった。メタ解析の2報では，魚介類の摂取が多い集団で認知機能の維持が示されている。また，記憶障害有訴高齢者にn-3PUFAを投与することで認知機能検査時の脳血流量の改善が認められた。AD患者での症例報告に基づいたデータでは，血清中n-3PUFAが高いほど認知機能が維持されていた。一方，コクラン・レビューでは，3報のランダム化比較試験から，6カ月のn-3PUFA投与ではADに対する有効性は認められていない。

Canhada[11]らは，MEDLINE，Excerpta Medica Database，およびCochrane Libraryから得られた361論文を対象とし，7論文をレビューしている。評価した論文は原著でプラセボ設定した介入研究，n-3PUFAの投与または食事摂取が認知機能指標に及ぼす影響，ADを有するヒトにおける影響を評価していることをすべて満たしている。これらのほとんどの研究で，プラセボと比較してn-3PUFA投与による統計的に有意な結果は得られず，いくつかの認知機能指標においてのみn-3PUFAサプリメントの有効性が見られた。しかし，軽度ADではn-3PUFAサプリメント投与による好影響が見られた。重度な症例における認知機能改善の可能性を否定するわけではないが，ADの治療を目的としてn-3PUFAサプリメントを推奨するには十分な根拠はないと考察している。

5 PUFAと脳

DHAは，α-リノレン酸から長鎖化，不飽和化され，EPAとドコサペンタエン酸（DPA）を経て合成される。しかし，ヒトの場合α-リノレン酸からEPAへの合成はわずか数％，さらにEPAからDHAへの合成は1％以下程度である。これまで多数の動物実験から，DHAを給餌すると脳リン脂質中のDHAの割合は上昇するが，EPAやDPAを給餌しても脳のリン脂質脂肪酸組成にはほとんど影響を及ぼさないことから，脳のDHAの大部分は

直接食事から供給されていることを疑う余地はない。またこれは、DHAは血液脳関門（BBB）を通過できるが、ほかのn-3PUFAはBBBを通過できないことを示している。ほとんど魚介類を摂取しないヒトにおいても脳にはDHAは豊富である。これは発生時には母体から、新生児は母乳からDHAが供給され、離乳後は食事由来DHAおよび肝臓などでα-リノレン酸から合成されたDHAが血流によって脳に到達し、選択的に取り込まれ続けているからである。

ADにおける脳のDHA量が低値である理由は、完全には解明されていない。Panら[12]は脳がDHAを産生する能力は限られ、DHAのほとんどを血漿から得ていることを考慮すると、ADにおける脳のDHA低値は、BBBにおけるDHAの輸送力低下に起因する可能性があると述べている。n-6系多価不飽和脂肪酸（n-6PUFA）であるアラキドン酸（AA）は、炭素数が同じ20の脂肪酸であるn-3PUFAのEPAとエイコサノイドの産生過程で拮抗する。AA由来エイコサノイドは炎症の過程において血管透過性の亢進、好中球の誘導と活性化、炎症性サイトカイン生成促進を惹起し、炎症促進的に作用する。これに対しEPA由来のエイコサノイドは、抗炎症作用、血管保護作用、炎症性サイトカインの生成を抑制し炎症抑制的に作用する。

Mélanieら[13]は、脳においても他組織同様にAAが炎症のリスクファクターとして作用する可能性を述べている。Sanchez-Mejia[14]らは、ADのモデルマウスでは発症部位である海馬領域の遊離アラキドン酸が特異的に増加し、その代謝産物である2系プロスタグランジンなどエイコサノイドが増加することを観察している。また、AA代謝酵素の活性化はAβ42を増加させること、シクロオキシゲナーゼ-2の阻害によって、マウスに学習・記憶の改善が見られることを報告している。

では、なぜ脳細胞を構成する脂肪酸のうちAAはDHAに次ぐ含有量であるのか、根本的な答えは不明である。脳の細胞膜構造における適切なAA量の維持は、DHAの脳における機能発現にとって、シナプス構築のトリガーなど重要な因子であるかもしれない。食事によって相当量のDHAが脳に反映されるため、これを制御する目的でAAがDHAに次いで多くを占めているとも考えられる。Kiso[15]は、高齢者では脳へのAAの取り込みが減少するため、結果的に脳のAAも減少すると報告している。すなわち、ADにおける脳のAA低値は、DHA同様BBBにおける輸送力低下に起因する可能性がある。AAはDHAのように食物に多量に含まれる脂肪酸ではなく、魚介類ではDHAに比べ1/10程度、比較的多い鶏卵（全卵）でも総脂肪酸に占める割合は約2%である。脳のAAに対する食物由来のリノール酸の寄与は、α-リノレン酸からDHAの経路と同様非常に限られ小さいと考えられる。したがって、脳のAA変動は、食物由来AA摂取量に直接依存する可能性はきわめて高い。むしろ食事からの供給がDHAに比べ圧倒的に少ないAAが、AD発症に重要であるかもしれない。さまざまなステージのAD患者に対し、AAとDHAを独立あるいは併用して、複数の指標をもとに総合的に判断する必要がある。

6 Apolipoprotein Eと認知症

ApoE（apolipoprotein E）は、リポ蛋白質を構成している主要なアポリポ蛋白質の一つ

表1 ApoE遺伝子型によるAD発症への影響

遺伝子型	オッズ比
ε3/ε3	1.0
ε2/ε3	0.6 (0.5-0.8)
ε2/ε4, ε3/ε4	3.2 (2.9-3.5)
ε4/ε4	11.6 (8.9-15.4)

(文献18より引用，一部改変)

で，肝細胞で産生される。ApoEは，細胞表面にあるApoE受容体との相互作用を介したリポ蛋白質の細胞内への取り込みや，リポ蛋白質の代謝に関与し脂質代謝を制御している。ヒトのApoE遺伝子にはε2，ε3，ε4の3つのアレルがあり，これらに対応するアイソフォームE2，E3，E4が存在する。ApoE3は正常型で，ApoE2は受容体との結合力が低く，家族性Ⅲ型高脂血症の原因遺伝子である。ApoE3-HDL複合体は，ApoE4と比較してAβにより強く結合し，Aβの細胞内および細胞外分解をより促進する。

1991年，Namba[16]らによりADの剖検脳から病理学的特徴である老人斑や神経原線維変化部にApoEが免疫組織化学的に検出された。さらに1993年，Corder[17]らはApoEのアレルε4（表現型: ApoE4）の頻度が家族性AD患者で高いこと，ε4の遺伝子数が増加するほどAD発症年齢が低下し，発症率が上昇することを報告している。その後，家族性だけではなく，孤発性も含めAD患者全般においてε4の遺伝子保有率が健常者に比べ3倍以上も高いことが解明された。Hsiungら[18]は，ApoE遺伝子型によるAD発症への影響を報告している（表1）。ApoE遺伝子変異（ε4）を有する場合，ApoE遺伝子型ε2，ε3だけを保有する場合に比べ，ADなど認知症のリスクが高まる。AD患者では健常者に比べ遺伝子型ε3/ε4が約2.5倍，ApoE遺伝子型ε4/ε4は約8倍も多いとの報告がある。一方，ApoE遺伝子型ε4/ε4を保有していても，必ずしも認知症を発症するわけではない。ε4の遺伝型を保有することは，AD発症の直接的な原因ではないが，遺伝的なリスクファクターとして理解すべきである。

Yassine[19]らは，複数の観察研究および臨床試験で，ADのリスクファクターであるApoE4遺伝子変異の保因者において，MCIあるいは発症前の段階でDHAの投与によって認知機能に好影響が見られること，AD発症後には何ら影響を及ぼさないことから，AD発症前であれば高用量のDHAサプリメント投与による発症の遅延やリスク低減が期待できると考察している。DHAの投与量，ApoE遺伝子多型，被験者のAD進行度によって働きが異なることが，先行研究における結果の相違を説明できると述べている。

おわりに

これまでのADに対するn-3PUFA投与による介入試験，あるいは魚介類の摂取状況をもとにした疫学研究において，結果が必ずしも一定しない原因は，調査・研究対象者，集団のプロフィール，試験期間，n-3PUFA摂取量や質にバラツキがあり，加えて認知症の

病型把握・診断を下すことが容易ではないためである。高齢者における認知機能と栄養状態との関連性をより明確にし，PUFAによる認知症対策を現実化するためには，バイアスを排除し交絡因子を制御した試験を行い，さらなる研究成果の集積が必要である。近年の脳画像検査の進歩に加え，ApoE遺伝子多型診断によってADをはじめ認知症のさまざまな病態を対象にした的確な評価が期待される。

◆文献

1) Söderberg M et al: Fatty acid composition of brain phospholipids in aging and in Alzheimer's disease. Lipids 26(6): 421-425, 1991
2) Conquer JA et al: Fatty acid analysis of blood plasma of patients with Alzheimer's disease, other types of dementia, and cognitive impairment. Lipids 35(12): 1305-1312, 2000
3) Daiello LA et al: Association of fish oil supplement use with preservation of brain volume and cognitive function. Alzheimers Dement 11(2): 226-235, 2015
4) Oulhaj A et al: Omega-3 fatty acid status enhances the prevention of cognitive decline by B vitamins in mild cognitive impairment. J Alzheimers Dis 50(2): 547-557, 2016
5) Jernerén F et al: Brain atrophy in cognitively impaired elderly: the importance of long-chain ω-3 fatty acids and B vitamin status in a randomized controlled trial. Am J Clin Nutr 102(1): 215-221, 2015
6) Konagai C et al: Effects of krill oil containing n-3 polyunsaturated fatty acids in phospholipid form on human brain function: a randomized controlled trial in healthy elderly volunteers. Clin Interv Aging 8: 1247-1257, 2013
7) Nishihira J et al: Associations between Serum Omega-3 Fatty Acid Levels and Cognitive Functions among Community-Dwelling Octogenarians in Okinawa, Japan: The KOCOA Study. J Alzheimers Dis 51(3): 857-866, 2016
8) Ammann EM et al: ω-3 fatty acids and domain-specific cognitive aging: secondary analyses of data from WHISCA. Neurology 81(17): 1484-1491, 2013
9) Tan ZS et al: Red blood cell ω-3 fatty acid levels and markers of accelerated brain aging. Neurology 78(9): 658-664, 2012
10) Cederholm T: Fish consumption and omega-3 fatty acid supplementation for prevention or treatment of cognitive decline, dementia or Alzheimer's disease in older adults - any news? Curr Opin Clin Nutr Metab Care 20(2): 104-109, 2017
11) Canhada S et al: Omega-3 fatty acids' supplementation in Alzheimer's disease: a systematic review. Nutr Neurosci 1-10, 2017
12) Pan Y et al: The impact of docosahexaenoic acid on Alzheimer's disease: is there a role of the blood-brain barrier? Curr Clin Pharmacol 10(3): 222-241, 2015
13) Mélanie H et al: Dietary arachidonic acid as a risk factor for age-associated neurodegenerative diseases: Potential mechanisms. Biochimie 130: 168-177, 2016
14) Sanchez-Mejia RO et al: Phospholipase A2 reduction ameliorates cognitive deficits in a mouse model of Alzheimer's disease. Nat Neurosci 11(11): 1311-131, 2008
15) Kiso Y: Pharmacology in health foods: effects of arachidonic acid and docosahexaenoic acid on the age-related decline in brain and cardiovascular system function. J Pharmacol Sci 115(4): 471-475, 2011
16) Namba Y et al: Apolipoprotein β immunoreactivity in cerebral amyloid deposits and neurofibrillary tangles in senile dementia of Alzheimer type. Rinsho Shinkeigaku 31(8): 826-830, 1991
17) Corder EH et al: Gene dose of apolipoprotein E type 4 allele and the risk of Alzheimer's disease in late onset families. Science 261(5123): 921-923, 1993
18) Hsiung GY et al: Genetics and dementia: risk factors, diagnosis, and management. Alzheimers Dement 3(4): 418-427, 2007
19) Yassine HN et al: Association of Docosahexaenoic Acid Supplementation With Alzheimer Disease Stage in Apolipoprotein E ε 4 Carriers: A Review. JAMA Neurol 74(3): 339-347, 2017

17 GABA（γ-アミノ酪酸）

横越 英彦

はじめに

　GABA（γ-アミノ酪酸：Gamma-aminobutanoic acid, 4-Aminobutyric acid, 4-Aminobutanoic acid）は，日常食する野菜，果物，発酵食品などに含まれるアミノ酸である（図1）。近年，GABAは閉経女性の不眠，抑うつ，自律神経失調症改善作用，ストレス抑制効果，学習能力の向上効果を有することが報告されているが，最も多く研究されている生理作用は降圧効果である。また，GABAは中枢神経系における抑制系の神経伝達物質で，脳神経系に多量に存在し血液中にも検出される。以下では，GABAの脳神経作用，とくに認知症に焦点をあてる。

1　GABAの体内動態・脳内に入らない

　ラット，ネコ，ウサギなどにGABAを投与するとすみやかに血中へ移行し各臓器に運ばれ，また，すみやかに減少し元に戻る。すなわち，GABAの摂取により，腎臓，肝臓，筋肉中のGABA濃度は増加するが，脳内GABA濃度は増加しなかった[1]。また，マウスに^{14}C-GABAを腹腔内投与し，全身オートラジオグラフィーで体内分布を調べた結果，大部分は肝臓に存在し，腎臓，膀胱，消化管，脳下垂体，脊椎軟骨，肋骨，気管支には放射活

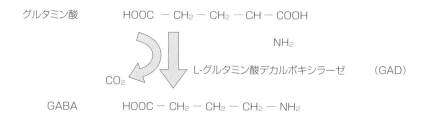

図1　グルタミン酸からGABA（γ-アミノ酪酸）の合成

性が認められたが，脳と脊椎に放射活性は認められなかった[2]。このことからも，GABAは血液脳関門を介して直接，脳内には取り込まれないと思われる。

2 GABAと脳内蛋白質合成との関連

　GABA投与で血中成長ホルモンが増加し，脳蛋白質合成が促進されるが，脳下垂体（成長ホルモン分泌臓器）摘出により脳蛋白質合成へのGABAの影響は消失することから，成長ホルモンの重要性が示された[3]。GABAによる脳蛋白質合成促進の調節機構については，成長ホルモンや脳下垂体の影響を受ける甲状腺ホルモンの役割などは不明である。そこで，PTU（プロピルチオウラシル，甲状腺機能低下剤）投与により作製した甲状腺ホルモン欠乏ラットを用い，食餌へGABAを添加し，脳の蛋白質合成への影響を検討した。GABA投与で血中T_3は増加せず，PTU投与による甲状腺機能低下ラットでも，GABA投与の脳蛋白質合成促進作用は消失しないことから，甲状腺ホルモンは寄与していないと考えられた[4]。他方，成長ホルモン分泌促進作用を有するグレリンが，消化管において発見された[5]。また，ラットにGABA添加飼料を単回投与すると，血中成長ホルモンならびにグレリン濃度が上昇した。今後は，成長ホルモン分泌ならびに脳機能の変動メカニズムにおけるグレリンの関与について調べる必要がある。

3 GABAと認知症との関連

　GABAが認知症を予防・改善するという直接的な報告はない。しかし，認知症患者でのGABAの体内変動については，いくつかの報告がある。Toscaらは認知症患者と健常人の脳脊髄液中のグルタミン酸とGABA量について検討した[6]。アミノ酸濃度の検討は，認知症患者ならびに健常者ともに各7人で行った。その結果，健常人のGABAレベルが803±98pmol/mLであったのに対し，認知症患者では702±98pmol/mLと減少した。グルタミン酸では健常人2,067±244pmol/mLに対して認知症患者では1,116±146pmol/mLと，どちらのアミノ酸においても認知症患者は健常者よりも有意に減少した。

　また，行動変化をともなう神経精神病として，アルツハイマー病やパーキンソン病を含む神経変性疾患が挙げられる。神経変性疾患で観察される神経精神病の特徴として，短気，不安，妄想，幻覚，落ち込み，睡眠障害，食欲変化などがあり，神経精神的障害と行動変化が関係していることがわかる。多くのアルツハイマー病患者では，無関心，動揺，落ち込み，不安などの異常な精神性行動を示すといわれ，また，一部の患者では，妄想，幻覚，短気なども示す。GABAとの関連では，BPSD（behavioral and psychological symptom of dementia，行動・心理症状）を有するアルツハイマー病患者の血中GABA濃度と病態の関連を調べた報告がある[7]。14人の重度アルツハイマー病のうち患者13例に動揺感，12例に興奮性，9例に異常運動行動，6例に無関心，脱抑制，5例に抑うつ，傾眠，食欲異常，4例に不安感，1例に幻覚が認められた。これら症状と血中GABAレベルとの相関を調べたところ，抑うつと無関心に有意な相関が認められ，動揺感とも相関傾向が認められた。すなわち，アルツハイマー病患者の血中GABAレベルは，神経症状の重症化とともに低下

することが示唆された。血中や脳内のGABAレベルはGABA作動性の中枢性神経疾患で低下しており，その重症度と相関があることが明らかにされた。

4 GABAとうつ病との関連

　血漿GABA濃度は，躁うつ病とアルコール中毒患者でも低下することが知られている。アルコールにより活性化されたGABA受容体は，GABAの情報伝達が攻撃性を促進することを示唆している。一方で，GABA濃度の上昇など非特異的にGABA受容体を活性化させることは，攻撃性を妨げることになる。Siegelらは，攻撃的な行動を司ると考えられている脳の部位へGABAを注入したところ，攻撃性が低下したと報告している[8]。同様に攻撃的なマウスは攻撃的ではないマウスと比較して脳内GABA濃度が低く，GABA代謝を抑制する薬物は用量依存的に脳内GABA濃度を増加させるとともに，攻撃性を減少させることが報告されている。

　そこで，GABAと攻撃性の関連を調べるために，「FH－：本人と親族に精神障害を持たない男性44人のグループ（平均年齢40.8±10.2）」と「FH＋：うつ病患者33人（男性15人，女性18人）のグループ（平均年齢50.3±21.4）」の2つのグループに，攻撃性のテストと血漿GABA濃度を測定した。その結果，血漿GABA濃度と攻撃性には逆相関が観察された（図2）[9]。両グループの攻撃性テストに有意差は認められなかったが，血漿GABA濃度は，FH＋グループ（111.5±23.9pmol/mL）はFH－グループ（121.8±21.4pmol/mL）と比較して有意に低値だった。躁うつ病や統合失調症などの精神疾患に有効なGABA作動薬である抗けいれん薬やベンゾジアゼピンなどは，アルツハイマー病の

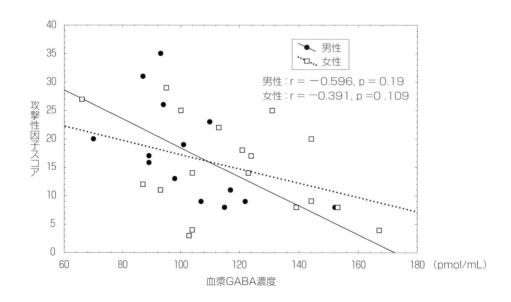

図2 BDHI 攻撃性因子スコアと血漿 GABA 濃度との相関
BDHI: Buss-Durkee Hostility Inventory

（文献10より引用，一部改変）

BPSD治療にも有効であると考えられる。GABAは血液脳関門を通過しないと考えられるが，血中GABA濃度は中枢神経系におけるGABA機能を反映していると思われる[9]。

5 動物実験例について

アルツハイマー病の脳には，老人斑というβアミロイド蛋白質の凝集物が沈着する。遺伝性のアルツハイマー病患者では，βアミロイドの沈着や記憶障害がより若年期に起こる。一方，大多数を占める非遺伝性のアルツハイマー病は，老年期に発症することから，脳の老化が最も大きな要因であるといえる。すなわち，老化と老化にともなう代謝異常（βアミロイド蛋白質の沈着）の2つの因子が深く関わっている。GABA受容体の阻害薬（GABA阻害薬，たとえばペンチレンテトラゾールなど）が，老齢マウスの記憶能力を向上させることがすでに知られていることから，老化にともなうシナプス可塑性（LTP）の低下がGABA抑制に関係していると思われる[11]。一方，加齢の因子を除き，若いβアミロイド過剰発現モデルマウスを用いた実験では，GABA受容体を介した神経活動の抑制機構（GABA抑制）が異常に促進し，LTPが低下していることがわかった。そこで，モデルマウスにGABA受容体の阻害薬を投与したところ，記憶能力の低下が改善された。そのため，GABA抑制の異常な促進によるLTPの低下が，βアミロイドと老化による記憶障害の共通の発症機構であると考えられた。これらの結果から，GABA抑制機構を含む，恒常性維持のための可塑性を制御し，神経ネットワーク異常を調整することで，記憶障害を改善する新たなアルツハイマー病の治療戦略の可能性が示されたと言える[11]。

6 GABAの抗ストレス作用と免疫能

ストレスは，各種の脳疾患の引き金になっていると考えられている。そのため，ストレス状態を軽減することは，脳疾患の発症予防の点でも重要である。GABAにはストレス抑制効果があることが報告された[12]。たとえば，脳波には4つの基本的なパターン（δ，θ，α，β）があり，感情の起伏や意識レベルにより変化する。α波はリラックスした安静な覚醒時に発現し，β波は高度緊張時に発現する。そこで，健常者13人に100mgのGABAを経口投与し，クロスオーバー試験法で，投与0分，30分，60分後の脳波変化を調べた。その結果，GABA投与群でα波の高発現，β波の低発現が認められた。そこで，具体的なストレス条件として，高所恐怖症のボランティアを対象に，日本最長で日本一怖いと言われる奈良県十津川村の谷瀬の吊り橋を渡らせた。そして，吊り橋をわたる前のGABAの摂取有無で，唾液中の精神ストレス指標であるクロモグラニンA（CgA）を比較した。その結果，GABAを摂取しなかった群では，吊り橋を渡ることにより唾液CgAは増加するのに対し，あらかじめGABAを摂取した群では，増加せず低下した。CgAの変化で考察すると，GABAにはストレス軽減作用があると思われる。慢性的にストレス疲労を感じている人にクレペリンテストでストレスを負荷した場合にも，GABA摂取により唾液中CgAやコルチゾールの増加は顕著に抑制され，また，主観評価法でもストレスや疲労感軽減効果が観察された（図3）[13]。

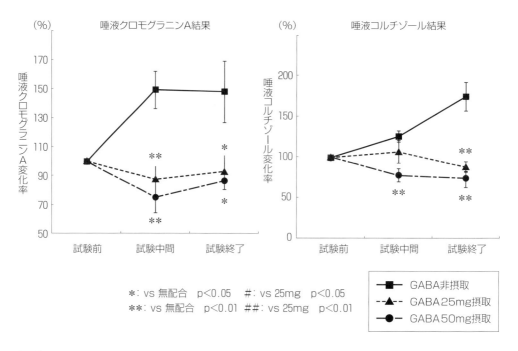

図3 クレペリン負荷後のGABA摂取有無による唾液中クロモグラニンAとコルチゾール濃度の変化

おわりに

　GABAは抑制性神経伝達物質として，中枢神経系で重要な機能を発現しており，脳内のGABAレベル低下と中枢神経系疾患との関連が注目されるようになってきた。一方，経口摂取したGABAは降圧作用，ストレス低減作用，免疫機能亢進作用，学習能力向上作用を発現し，その有用性が認識されている。また，認知症患者においては脳脊髄液中GABAレベルが低下していることが示唆され，さらに，アルツハイマー病や躁うつ病などで認められるBPSDに対して，GABAは有効であることが示されており，これらの疾患と血中GABA濃度における負の相関関係も明らかにされている。また，血中GABA濃度は脳内におけるGABA機能との相関が示唆された。血中や脳内のGABA濃度はGABA作動性神経系に異常をきたす中枢神経疾患で低下しており，その重症度と相関があると考えられる。日常の食生活を通じてGABAの摂取量を増やし，Quality of Lifeを高めることで，認知症などの脳疾患の発症を予防することができるかも知れない。

17 GABA（γ-アミノ酪酸）

◆文 献

1) van Gelder NM, Elliot KAC: Disposition of γ-aminobutyric acid administered to mammals. J Neurochem 3(2): 139-143, 1958
2) Hespe W et al: Homovanillic acid in different regions of the human brain: attempt at localizing central dopamine fibres. Brain Res 11: 663-671, 1969
3) Tsujioka K et al: Effect of dietary γ-aminobutyric acid on the brain protein synthesis rate in hypophysectomized aged rats. J Nutr Sci Vitaminol 57: 285-291, 2011
4) Tsujioka K et al: Changes in thyroid hormone are not involved in regulating brain protein synthesis in adults rats fed ornithine. J Nutr Sci Vitaminol 63(6): 389-395, 2017
5) Kojima M et al: Ghrelin is a growth-hormone-releasing acylated peptide from stomach. Nature 402: 656-660, 1999
6) Tosca P et al: Glutamate and GABA levels in CSF from patients affected by dementia and olivo-ponto-cerebellar atrophy. Acta Neurol Scand 85: 430-435, 2009
7) Lanctot KL et al: Behavioral correlates of GABAergic disruption in Alzheimer's disease. Int Psychogeriatrics 19(1): 151-158, 2007
8) Siegel A et al: Neuropharmacology of brain-stimulation-evoked aggression. Neurosci and Biobehav Rev 23(3): 359–389, 1999
9) Bjork JM et al: Plasma GABA levels correlate with aggressiveness in relatives of patients with unipolar depressive disorder. Psychiatry Research 101(2): 131-136, 2001
10) Buss AH, Durkee A: An inventory for assessing different kinds of hostility. J Consult Psychol 21(4): 343-349, 1957
11) Yoshiike Y et al: GABA(A) receptor-mediated acceleration of aging-associated memory decline in APP/PS1 mice and its pharmacological treatment by picrotoxin. PLoS One 3: 3029-3041, 2009
12) Nakamura H et al: Psychological stress-reducing effect of chocolate enriched with γ-aminobutyric acid (GABA) in humans. Inter J Food Sci Nutr 22: 1-8, 2009
13) Abdou AM et al: Relaxation and immunity enhancement effects of γ-aminobutyric acid (GABA) administration in human. Biofactors 26: 201-208, 2006

18 ホスファチジルセリン
―高齢者の認知機能の改善

ラルフ イェーガー　　マーティン プープラ　　井上 俊忠（翻訳）

1　加齢性認識力低下と認知症

　加齢性認知力低下（ARCD）は臨床的に健康な高齢者に起こる記憶力低下で，加齢にともなう生理的プロセスであり，疾病ではなく中年以後に起こる．臨床的に健康であっても，40歳代や50歳代（あるいは30歳代の場合もある）になると，多くの人が頭脳の明晰さが落ちたと感じるようになる．すると，眼鏡や鍵を置いた場所を思い出すことや，顔と名前を一致させることに困難をきたすようになる．また読んだばかりの内容も，関連するポイントを数分で忘れてしまうこともある．しかしながら，ARCDとそれがもたらす知能低下は人によって大きく差があり，平均的な認知力低下は全人口を通して見られるものの，ある人はその程度が大きく，ある人はその程度が小さいかほぼ見られない（図1）．

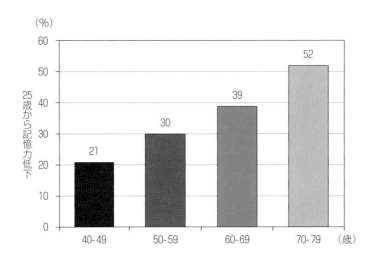

図1　加齢にともなう記憶力低下
70歳までに記憶能力のほぼ半分を失う．

（文献2より引用，一部改変）

ARCDは認知症に結び付くわけではない。ARCDが通常の認知水準に戻り安定するケースもある。一方，認知症は認知機能の低下が続いて，さらに状態が進んでいくことを示す一連の行動あるいは症状である[3]。最も良く見られる症状は，記憶力喪失，混乱，気分や性格の変化，物事を順序立てて計画的に進めることの困難などが挙げられる。これらの症状が，毎日の生活に影響を及ぼし，介護なしで独立して生活できない程度まで進行すると，認知症と診断される。認知症は，脳組織の物理的な劣化もともなう。これは，脳スキャンや死後の検視によって診断される。認知症は進行性で，その症状やダメージは時を追って悪化していく。

2 ホスファチジルセリンとは

ホスファチジルセリン（PS）は，自然に存在するリン脂質栄養素である[1]。PSは動物，植物，微生物の生物的細胞膜の重要構成要素であり，通常の細胞構造とその機能に必須である。ヒトでは，PSは脳に最も多く存在しており，そのほかの組織ではリン脂質中のPSの割合には差があることが知られている。ヒトの体内に存在するPS量は約60gと推定され，そのうちの30gは脳に，30gがそのほかの場所に存在している。PSは細胞膜の内層に位置し，さまざまな構造的・統制的機能を持っており非常にユニークである。PSは細胞膜の流動性に関係しており，生物学的細胞活性の制御に関与する。PSは直接的および間接的に細胞膜内蛋白に作用して，受容体，酵素，イオンチャンネル，シグナリング分子などを調整する。PSは子ども，学生，成人，そしてとくに高齢者の認識力を高めることが示されている。また急性ストレスにさらされた際に，PSはストレスに誘発される視床下部-下垂体-副腎（HPA）系の活性に対抗することがわかっている。

3 ホスファチジルセリンの食事供給源

PSは，肉や魚に含まれているが，とくに脳や肝臓・腎臓などの内臓に豊富に含まれている。乳製品や野菜にはPSは微量しか含まれていないが，白系の豆にはPSが含まれている。最近の食習慣の変化によって，PSの食事からの1日消費量が劇的に少なくなっている。これは，内臓系食品を敬遠する消費者の態度や，健康的な食事への関心の高まり（低脂肪・低コレステロールを志向して動物系食品の消費を少なくする），度重なるBSEや口蹄疫の発生などによる。さらに，現代の工業油脂製造によって，食品中の自然のリン脂質量が減っていることも，PSの食事からの1日摂取量を減らしている一つの理由である。

推奨される1週間の食事量として，肉（100～200g×3～4回/週），魚（150～200g×1～2回/週），ポークソーセージなど（3～4回/週），卵（2～3個/週），牛乳（250mL/日），チーズ（1～2片/日）をベースにすると，これらの食事から1日に摂取できるPSの量は約130mgとなる。しかしながら，実際の欧米の食生活では，さらに多くの牛肉，豚肉，そのほか鶏肉などが，魚よりも多く摂取されている。肉や魚が豊富な食生活では，食事から摂取できるPSの摂取量は1日当り180mgほどとなる。一方，脂肪量を減らし野菜を中心にした食生活になると，PSの食事からの摂取量は1日当り100mgほどになり，少ない場合は50mg以下にまで減る。現代の食生活から得られる1日PS摂取量は，1980年代に

比べて70～150mg/日は不足している。またベジタリアンの人は，1980年代と比べた際に，PS摂取量がさらに不足している（200～250mg/日）と考えられる。このような状況から考えると，ベジタリアンや低脂肪食や低コレステロール食を摂っている高齢者は，PSを1日当り100～300mgサプリメントとして摂取することが勧められる。現代の食生活の変化によってPSの摂取量が減っているなかで，この重要な栄養素を適正な身体の健康と精神的なパフォーマンスを維持するために摂取することが求められている。このほかにも，ヒトの脳に負の影響を与えている要因はあり，たとえば，ω3脂肪酸が不足した食生活は，脳のPS量を28％低下させることがわかっている。

4 作用機序—PSはどのように脳機能を改善させるか

認知機能が次第に低下していく原因は多岐にわたり，おもな仮説が4つ唱えられている。これらは単独あるいは複合しており，加齢にともない脳の健康とパフォーマンスに壊滅的な影響を与える。PSはこれらの4つの基本的なメカニズムに対して高い効果があることが示されている。

1）加齢の細胞膜的仮説

加齢によって，細胞膜の脂質の組成が変わることが知られている。一般的に脳内のコレステロール量が増え，リン脂質量が減る。この化学的な変化は，細胞膜の通常の粘性を変え，それによって酵素活性やトランスポーターの喪失をもたらす。そして結果的に，学習や記憶といった脳機能に障害を起こす。PSを摂取することで，コレステロールとリン脂質の比率が正常化して，細胞膜の流動性や組成を再生させることが示されている。

2）加齢の形態学的仮説

加齢は神経細胞の死滅をもたらし，脳細胞間のつながりを減少させる（樹状突起の喪失）。加齢による神経細胞の樹状突起の喪失は，ヒトの脳で報告されており，シナプスの喪失程度は，認知力の低下と関係していることが示されている。定期的にPSを処置することで，加齢による樹状突起の密度の低下を防ぐことが示されている。

3）加齢のコリン作用的仮説

加齢によって神経伝達物質の合成と放出が減る。そして，多様な神経伝達物質の不足が加齢性の記憶力低下をもたらすことが研究でわかっている。脳の神経細胞の特別なグループ（とくにコリン系）は，退化的な変化を通じて，認知機能の低下程度に直接関係する。PSは，アセチルコリンの十分な供給量を維持することで，アセチルコリンの放出を回復させる。また，PSはドーパミンの放出も回復させ，グルタミン酸作動性の神経伝達に良い影響を与える。ドーパミン作用性，グルタミン作用性，コリン作用性神経伝達は，学習や記憶またそのほかの認知能力で重要な役割を果たしている。

4）加齢の蛋白質合成仮説

長期記憶は，蛋白質を通じて蓄積される。そして蛋白質構造を合成する能力は，加齢によって落ちていく。PSは，蛋白質合成のおもな経路であるmTOR経路を活性化させることが示されている。

5）PSの動物試験による研究

　ヒトも動物も老化すると，学習および記憶能力が低下する。老いた動物の学習や記憶能力の低下は，脳の栄養素の潜在的な効果を測る評価系で研究されている。加齢により記憶力に障害のある動物を利用した多くの動物試験で，PSは研究されている。そして，PSの投与が継続的に有意な改善をもたらすことが示されてきている。

6）PSのヒト臨床試験

　PSの摂取による記憶力や認知力への効果は，多くのランダム化，二重盲検，プラセボコントロール臨床試験およびいくつかのパイロット試験で証明，調査されている。これらの試験の期間は，6週間から6カ月と幅があり，多くの場合1日摂取量は300mgとされている。しかし，1日当り100mgの摂取量でも効果があることを示す研究結果もある。世界の多くの国（日本，中国，イタリア，ドイツ，オーストリア，ベルギー，イスラエル，米国）の被験者を対象に臨床試験が行われており，被験者数が494人と大きな試験もある。PSの効果は，毎日の生活に関連するさまざまな学習や記憶のパフォーマンステストを用いて評価されてきた。そして，幅広い試験で有意な改善が観察されている。

　CenacchiらはベンチマークとなるX二重盲検，プラセボコントロール臨床試験を行い，長期（6カ月）のPS経口摂取による効果と安全性を確認した。23カ所で行われたマルチセンター試験となり，494人の穏やかあるいは程度の高い認知力低下の見られる高齢の被験者（65～93歳）がこの試験に参加した。結果としてPSを摂取することで，行動的および認知的パラメータにおいて有意な改善を見せた。統計的に有意な結果は，思い出し，長期記憶蓄積，長期記憶回復，長期記憶回復安定性で見られた。被験者は総合的にみて代表的な高齢者であり，この結果は臨床的に非常に意味があるものである。

　PSは，日常の基本的なことを行いながら起こる，通常の加齢性認知力低下を回復させることがわかっている（図2）[2]。とくに，人の名前を学習して覚える能力に対するPSの

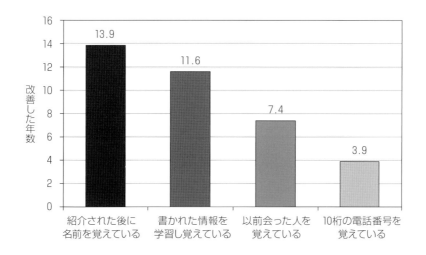

図2 プラセボと比較したPSの効果

PSは，日常の生活でさまざまなことを行う際の能力に影響する一般的な加齢性記憶力低下を回復させ，脳機能低下の時計を14年相当巻き戻す。

（文献2より引用，一部改変）

効果は著しく，加齢による記憶力低下を14歳若いレベルまで回復させたことが観察された。これは，66歳であっても，12週間PSを摂取することで52歳と同様の能力に回復することを意味する。また試験の最初に最もスコアが悪かった被験者が，最も高い改善を示したことにも触れておきたい。

　メタアナリシスとは，異なっているが比較対象となる結果を統計的に合成することである。このような分析を行うことで，蓄積されたデータによる臨床的効率性を積み重ねていくことができる（多くの被験者数を得ることができる）。PSの二重盲検，プラセボ対照臨床試験9報における1,224人の被験者のデータが，Cenacchiらがマイルストーンとなるマルチセンター試験で使った認知と記憶のパラメータを用いて，メタアナリシスの方法で分析された。このメタアナリシスにおいて，認知と記憶力のパラメータは，PSを摂取している際にプラセボやベースラインの値に比べて，有意な改善を見せていることがわかった。そのため疑いなく，PSの摂取は長期記憶，長期認知，そして論理的な思考能力を改善させることが示された。

5 日本とそのほかの国のPSに関する認知力機能性表示

　米国では，PSは高齢者の認知症のリスクを減らすかもしないとの文言を含む，脳機能に関する限定的健康強調表示が許可されている。2017年には日本でも，大豆由来PSの中

表1 大豆由来PSによる二重盲検ヒト臨床試験

著者	文献	PS由来	摂取方法	試験方法	結果
記憶力，認知力，注意力					
Zhang et al (2015)	3	大豆	200mg/日（経口）20週間	二重盲検：プラセボ，コントロール	記憶力で有意な改善
More et al (2014)	4	大豆	300mg/日（＋240mg/日PA）（経口）3カ月	二重盲検：プラセボ，コントロール	記憶力と気分に有意な改善
Hirayama et al (2014)	5	大豆	200mg/日（経口）2カ月	二重盲検：プラセボ，コントロール	ADHDとワーキングメモリーに有意な改善
Inoue et al (2013)	6	大豆	200mg/日（経口）8週間	二重盲検：プラセボ，コントロール	12週間後に有意な改善，ウォッシュアウト後に初期の値に戻る
Parker et al (2011)	7	大豆	400mg/日（経口）14日間	二重盲検：プラセボ，コントロール，クロスオーバー	計算：有意な改善（20%早くなる，39%誤答が少なくなる，13%正答が多くなる）
Yong et al (2011)	8	大豆	100mg/日（経口）40日間（牛乳中）	二重盲検：プラセボ，コントロール，クロスオーバー	高校生の認知能力に有意な改善
Kato-Kataoka et al (2010)	9	大豆	100mg/日あるいは300mg/日（経口）6カ月	二重盲検：プラセボ，コントロール	低用量（100mg）と高用量双方で高齢者の記憶力を改善
Gindin et al (1995)	10	大豆	300mg/日（経口）3カ月	二重盲検：プラセボ，コントロール	記憶力と抑うつ症状に有意な改善

高齢者に対する記憶力改善に関するヘルスクレームが，機能性表示食品として受理された。この際の1日摂取量は100mgとされている。

まとめ

加齢性認知力低下は，もはや避けられないものではなくなっている。PSに関しては，今まで約3,000報の研究論文・報告書が出ており，そのうちの60報がヒト臨床試験である。これらの論文によって，PSが記憶力を回復させ，認知機能を高める効果があることが証明されており，安全性も確保されていることがわかる。PSは脳細胞の細胞膜の機能を助けることで，神経伝達物質機能を高めるだけでなく，脳内のそのほかの機能にも影響を与えていると思われる。PSは加齢に関する4つの仮説（細胞膜，構造，神経伝達物質，蛋白質）すべてに対して効果が証明されており，動物試験とヒト臨床試験双方で高い効果が確認されている。PSは，脳の劣化や脳機能低下の時計を巻き戻すだけでなく，毎日の生活で心理的，肉体的ストレスに立ち向かう若くて健康な人にも効果があると思われる。

◆文 献

1) Jäger R: Phosphatidylserine (PS) and age related cognitive decline. Food Style 21 6(11): 108-116, 2002
2) Crook TH: Treatment of age-related cognitive decline: effects of phosphatidylserine in anti-aging medical therapeutics. Vol II, edited by Klatz RM. Chicago, Health Quest Publications, 1998, pp20-29
3) Zhang YY et al: Effect of phosphatidylserine on memory in patients and rats with alzheimer's disease. Genet Mol Res 14(3): 9325-9333, 2015
4) More MI et al: Positive effects of soy lecithin-derived phosphatidylserine plus phosphatidic acid on memory, cognition, daily functioning, and mood in elderly patients with alzheimer's disease and demetia. Adv Ther 31: 1247-1262, 2014
5) Hirayama S et al: The effect of phosphatidylserine administration on memory and symptoms of attention-deficit hyperactivity disorder(ADHD)-a randomized, double-blind, placebo-controlled clinical trial. J Hum Nutr Diet Suppl 2: 284-291, 2014
6) Inoue T et al: New human clinical trials with phosphatidylserine: teenagers, golfers and other athletes. Food Style 21 17(2): 63-65, 2013
7) Parker AG et al: The effects of IQPLUS Focus on cognitive function, mood and endocrine response before and following acute exercise. J Int Soc Sports Nutr 8: 16, 2011
8) Yong T et al: Research on human memory enhancement by phosphatidylserine fortified milk. Chongqing Medicine 40: 3022-3023, 2011
9) Kato-Kataoka A et al: Soybean-derived phosphatidylserine improves memory function of the elderly Japanese subjects with memory complaints: J Clin Biochem Nutr 47(3): 246-255, 2010
10) Gindin J et al: The Effect of plant phosphatidylserine of age-associated memory impairment and mood in the functioning elderly. Geriatric Institute for Education and Research and Dept of Geriatrics, Kaplan Hospital, Rehovot, Israel, 1995

19 カルニチン

安藤 進

はじめに

　カルニチン（L-carnitine）は生体内で作られている生理活性物質である。その一義的な役割は，骨格筋と心筋においてエネルギー産生のために脂肪酸をミトコンドリア内へ輸送することである。一方，脳のシナプスにおいては，アセチル化カルニチンがアセチルコリンの生成を高めることにより，コリン性作用を強化することがわかってきた[1]。老齢になると組織のカルニチン濃度が低下するので，カルニチンを経口で補充しコリン性ニューロンを活性化することによって，認知症予防・認知症発症遅延が可能になると考えられる[2]。

　カルニチンは生体内に遊離で存在するアミノ酸の一種である。その10％程度はアセチルカルニチン（acetyl-L-carnitine）の形になっている。ビタミンと言われたこともあるが，生体内でつくられる生理活性分子であるとする位置づけが正しい。カルニチンは脂肪酸の取り込みにおける必須分子のため，エネルギー源として脂肪酸を燃焼している心筋と骨格筋に体内のカルニチンの大部分が存在している。脳では脂肪酸燃焼用にカルニチンは必要ないが，筋肉の10分の1程度（100nmol/g）は存在しているので，シナプスでのコリン性作用の意義が考えられる。

　本項では，カルニチンのコリン性作用について概説し，認知症予防に役立つかどうかを検討した治験のメタ解析などを紹介する。

1 脳老化と認知症の予防にコリン性シナプスの活性化が必要

　脳の大部分の神経細胞は一生にわたり分裂増殖することはなく，その人の司令塔として神経ネットワークが成熟を遂げる。しかし，何十年と生きているうちにはいろいろな侵襲があるため，神経細胞の脱落が生じてくる。それが病的に進行する場合には，アルツハイマー病などの変性疾患を発症することになる。病的でないいわゆる正常老化においても，単純物忘れという脳の老化がジワリとくる。その場合は，神経細胞数が少しずつ減少し，神経細胞ネットワークの要にあるシナプスでの神経伝達の効率が悪くなることが示されて

いる[3]。コリン性シナプスにおけるアセチルコリン放出能の低下である。

　脳の老化によるシナプス機能の低下が進展すると，認知症へ向かう恐れがある（老年期認知症）。この場合，シナプス伝達効率を早めに改善しておけば，将来のさらなるシナプス機能の低下を防ぐことになると思われる。病的な変性疾患の場合には，神経細胞が正常老化よりも速く脱落していくので，残っている神経細胞のシナプス機能を向上させることが，認知症改善への方策となろう。

2 カルニチンの神経作用

　脳神経の働きは，神経線維のシナプス結合による神経ネットワークにおいてなされている。シナプス結合における神経伝達効率が，脳神経系の活動度を決めているといえる。加齢にともなう神経伝達効率の低下は，シナプスからのアセチルコリン放出減少によることが示されている[3]。カルニチンの神経作用について筆者らは，老齢ラットにアセチルカルニチンを投与して，シナプスにおけるアセチルコリンの合成促進と，学習能力でみる認知機能の改善効果を証明した[4]。図1にシナプスにおけるアセチルコリン合成へのカルニチン投与の効果を示す。アセチル化されたカルニチン，アセチルカルニチンは，コリンアセチルトランスフェラーゼの作用によりアセチル基をコリンに転移して，アセチルコリンを生成することによりコリン性シナプスを活性化する。

3 アルツハイマー病に対するカルニチンの治験

　カルニチンのコリン性作用が知られるようになって，カルニチンに認知症予防効果を期待した治験がかなり行われてきている。認知症の症状が改善したとするものと，効果がないとする報告が混在していることから，Montgomeryら[5]は，ランダム化二重盲検法で行われた互いに比較し得る研究の21報についてメタ解析を行い，より確からしい結論を導

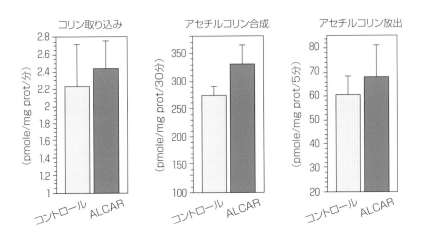

図1　アセチルカルニチン（ALCAR）投与で脳シナプスにおけるアセチルコリン産生が増加する

（文献4より引用，一部改変）

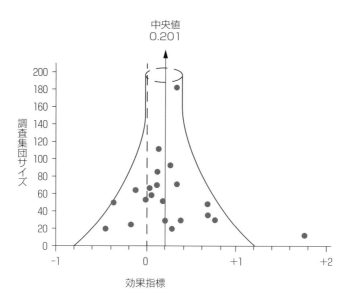

図2 認知症に対するカルニチンの治験21研究のメタ解析
研究ごとに得られた効果指標を調査集団サイズに対してプロットした。集団サイズが多くなるにつれて中央値＋0.201 に収斂することがわかった。

（文献5より引用，一部改変）

き出している。それらの研究では，アセチルカルニチンの投与期間は3カ月から1年で，効果判定には12種類の知的機能評価テストバッテリー，2つの臨床症状評価スケールが用いられていた。研究ごとの総合的な効果指標（efficacy measures）を，研究に用いられた集団のサイズに対してプロットすると，図2のような逆漏斗（inverted funnel）の形に分布する。参加人数の少ない研究では効果が悪いものから良いものまで広く分散しているが，集団のサイズが大きくなるほど漏斗の先端に集中する傾向がみられる。その中央値は，0.201（95% CI 0.107-0.295）となり有意に効果があると判定された。臨床症状でも，0.32（95% CI 0.18-0.47）と改善効果が認められた。

4 血管性認知症予防にカルニチン

脳梗塞，脳塞栓などによる脳血流途絶（虚血）は，その部位に対応する急性の神経障害を生じる。その数カ月後頃から，高次脳機能障害が現れてくると血管性認知症とされる。一過性脳虚血（transient ischemic attack: TIA）の繰り返しや，明らかな虚血イベントのない無症候性の多発性脳梗塞（ラクネ）によっても血管性認知症に至るものがある。

脳虚血のラットモデルにおいて，カルニチンの前投与が梗塞範囲を縮小させることが示されている[6]。その効果は細胞レベルでカルニチンの抗酸化作用によるとされた。同様の虚血モデルにおいて，カルニチンは白質のオリゴデンドロサイトの発現を高めて軸索を保護し，記憶障害を軽減することも報告されている[7]。

アセチルカルニチンは，エネルギー基質としてのアセチル基の供与体にもなり得る。脳

表1 百寿者66人についてカルニチン2g/日摂取後6カ月後の変化

	カルニチングループ	対照グループ
血清遊離カルニチン（μmol/L）	49.2	43.3
血清アセチルカルニチン（μmol/L）	16.3	8.6
MMSE*（0〜30点）	+4.1	+0.6
歩行距離（m） （1分間で歩く距離）	14.6	11.2

＊：Mini-Mental State Examination

（文献10より引用，一部改変）

虚血においてグルコースが断たれた場合，ピルビン酸が減少し乳酸が増加する。その際にアセチルカルニチンの投与が有効であると報告されている[8]。イヌの全脳虚血（10分間）後にアセチルカルニチンを投与した群では，乳酸/ピルビン酸モル比が著しく改善された（虚血なしコントロール群：16.3，虚血群：34.3，虚血後カルニチン投与群：9.5）。

5 カルニチン摂取による血中カルニチンレベルの上昇

遊離カルニチンとアシルカルニチンの血中レベルを，健常人から認知症患者について調べた以下のようなデータがある[9]。健常人（65±7歳）：アセチルカルニチン5.55μmol/L，健忘症（66±8）：4.34，軽度認知障害（69±8）：4.01，アルツハイマー病（69±8）：3.53。アセチルカルニチンが，認知障害の程度が進むにしたがって低下することが示されている。

カルニチンをサプリメントとして摂取した場合に血中レベルがどれほど上昇し，その効果がどれほどあるのかを，百寿者を対象とするランダム化二重盲検法で調べた（表1）[10]。アセチルカルニチンの血中レベルが顕著に上昇して，MMSE（Mini-Mental State Examination）の点数が上がり，身体機能も向上することが認められている。

おわりに

カルニチンは体内で作られるものであるが，食物からも取り入れられる。獣肉に多く含まれているが，海産物ではホタテ貝柱，ブリの血合い部分の含量が高くなっている。植物では珍しくアボガドに含まれている。ベジタリアンは肉類からのカルニチン摂取がないうえに，生体内でカルニチン合成に必要なアミノ酸（リジンとメチオニン）の摂取も少ないので，カルニチンの体内量が低くなっている。血中から組織への取り込みは能動輸送で行われるため，カルニチンは細胞内により高い濃度に保たれている。老齢になるとカルニチンの血中濃度はあまり変化しないが，取り込み能力が低下するために組織内濃度が減少する[1]。そのため，初老期以降には肉食を遠ざけず，カルニチンのサプリメント摂取も望ましいといえる。とくに脂肪酸を燃焼する骨格筋と心筋にとって，カルニチンレベルを維持することは筋力低下（サルコペニア）を防ぐ意味からも大切であろう。

神経系においては，カルニチンがアセチルコリン合成を高めてコリン性機能を発揮する

ことがわかってきた。それによって高齢者の認知機能の向上や，認知症予防への応用が考えられる。すでに国外では，アセチルカルニチンの治験がかなり実施されており，それらのメタ解析によって軽度認知障害と軽度アルツハイマー病への効果があることが認められていることを述べた。国内では認知症適応の医薬品になる可能性はないとしても，サプリメントとして広く利用されるようになれば，わが国における認知症患者の発生は少なくなると考えている。

◆文 献

1) 安藤進：カルニチンと脳神経機能．老化抑制と食品―抗酸化・脳・咀嚼．食品総合研究所編，東京，アイピーシー，2002, pp142-156
2) 安藤進：脳の刺激で認知症予防．アンチエイジング医学―日本抗加齢医学会雑誌 3(4): 464-471, 2007
3) 安藤進：コリン作動性シナプス機能の老化．神経精神薬理 16: 103-111, 1994
4) Ando S et al: Enhancement of learning capacity and cholinergic function by carnitine in aging rats. J Neurosci Res 66: 266-271, 2001
5) Montgomery SA et al: Meta-analysis of double blind randomized controlled clinical trials of acetyl-L-carnitine versus placebo in the treatment of mild cognitive and mild Alzheimer's disease. Int Clin Psychopharmacol 18(2): 61-71, 2003
6) Zhang R et al: Neuroprotective effects of pre-treatment with L-carnitine and acetyl-L-carnitine on ischemic injury in vivo and in vitro. Int J Mol Sci 13(2): 2078-2090, 2012
7) Ueno Y et al: L-Carnitine enhances axonal plasticity and improves white-matter lesions after chronic hypoperfusion in rat brain. J Cereb Blood Flow Metab 35(3): 382-391, 2015
8) Rosenthal RE et al: Prevention of postischemic canine neurological injury through potentiation of brain energy metabolism by acetyl-L-carnitine. Stroke 23(9): 1312-1318, 1992
9) Cristofano A et al: Serum levels of acyl-carnitines along the continuum from normal to Alzheimer's dementia. PLoS One 11: e0155694, 2016
10) Malaguarnera M et al: L-Carnitine treatment reduces severity of physical and mental fatigue and increases cognitive functions in centenarians: a randomized and controlled clinical trial. Am J Clin Nutr 86(6): 1738-1744, 2007

20 コエンザイム Q10

山本 順寛

はじめに

コエンザイムQ10（CoQ10）は生命活動になくてはならない物質であるが，年齢を重ねるとともに脳細胞から失われていくため，サプリメントなどで補給することが認知症の予防にも役立つ可能性がある。CoQ10はもともと欧米では人気のサプリメントであり，とくに米国では人気度第2位のサプリメントとして，毎年市場が拡大している。日本では，厚生労働省医薬局のCoQ10を食品とする食薬区分リストの改正（2001年3月27日付）を受けて，サプリメントとしての利用が始まった。その後，急速に認知度が高まり，日常的に利用している人の数も着実に増えている。深刻な副作用がないことも心強い。

1 コエンザイムQ10とは[1,2]

1957年，米国のCraneらは，可逆的に関わり酸化還元を受けるキノンをウシの心筋ミトコンドリアから分離し，これがミトコンドリアでのATP産生に関わる一連の酵素作用に欠かせない補酵素であることから，コエンザイムQ（CoQ）と命名した。一方，英国のMortonらは，ラットをビタミンA欠乏飼料で飼育すると肝臓中に増加する物質を単離し，これが2つのメトキシ基を2,3位に持つベンゾキノン誘導体であり，広く生物界に分布していることからユビキノンと命名した。その後，両者が同一の物質であることが明らかになった。図1にその化学構造を示したが，CoQのイソプレノイド側鎖長は生物種により異なる。ヒトの場合は10であることからCoQ10と呼ぶ。酸化型CoQ10はユビキノン-10と呼ばれ，還元型はユビキノール-10と称する。化学構造からわかるように，CoQ10は水に不溶な脂溶性化合物である。

CoQ10はミトコンドリアに限らず，各種オルガネラ膜や細胞膜さらには血液中のリポ蛋白質にも存在する。このようにCoQ10が体内でユビキタスに存在するのは，ユビキノール-10がビタミンCやビタミンEとともに第一線の抗酸化物質として機能しているためと考えられている。

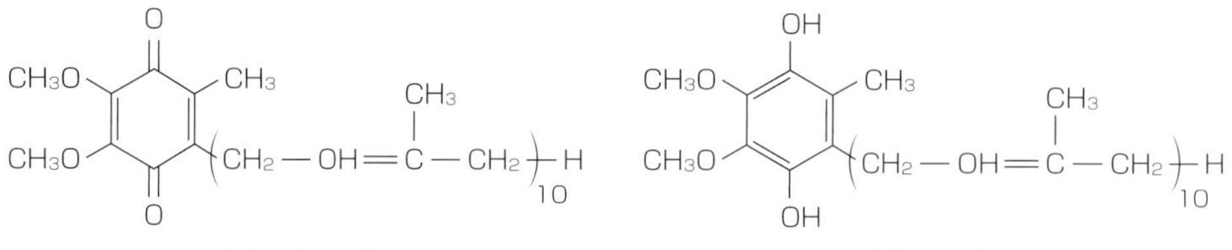

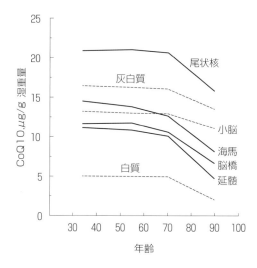

図1 コエンザイムQ10の化学構造

図2 ヒト脳CoQ10濃度の加齢による変化

2 加齢にともなうCoQ10の減少

　Dallnerらは新生児，1歳前後，20歳前後，40歳前後，80歳前後のヒトの肺，心臓，肝臓，腎臓などの組織中のCoQ10含量を測定した[1]。これらの臓器でのCoQ10含量は20歳前後で最も大きくなり，加齢とともに減少した。最も減少率の高い臓器は心臓であり，40歳前後でピーク値の30％，80歳前後で50％以上が失われる。脳でも加齢にともなうCoQ10濃度の低下が認められている（図2）[4]。CoQ10含量は尾状核＞灰白質，海馬，小脳＞脳橋，延髄＞白質の順に低下するが，いずれも70歳頃から低下している。血清CoQ10レベルは加齢による変化は少ないが，さすがに百寿者となると有意に減少している（図3）[5]。

3 疾患と酸化ストレス

　図4はヒト血漿を銅イオン存在下，37℃でインキュベートしたときの抗酸化物質と脂質過酸化物の変化を示したものである[6]。酸化ストレスに敏感な抗酸化物質がユビキノール

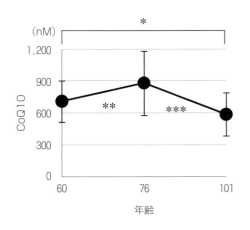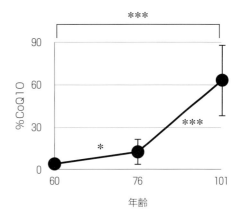

図3 ヒト血清CoQ10濃度と％CoQ10の加齢による変化

＊：p＜0.05　　＊＊：p＜0.01　　＊＊＊：p＜0.001

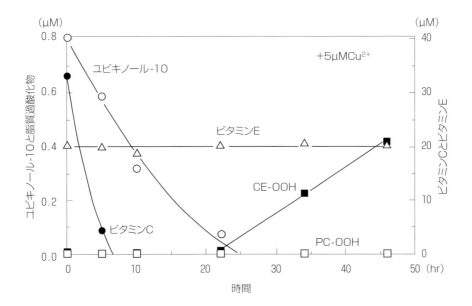

図4 ヒト血漿を銅イオン存在下，37℃でインキュベートしたときの抗酸化物質と脂質過酸化物の変化

-10（還元型CoQ10）であることがわかる。したがって，酸化ストレス初期には全CoQ10中の酸化型CoQ10の割合（％CoQ10）が上昇すると考えられるが，実際に新生児[7]，百寿者（図3）[5]，そしてパーキンソン病[8]，弧発性筋萎縮性側索硬化症（ALS）[9]患者で確認している。

4 パーキンソン病患者に対するCoQ10の投与効果

パーキンソン病は頻度の高い神経疾患で，すくみ足，ふるえ，筋硬直，動作緩慢などを特徴とする。脳内のドーパミン不足が原因と考えられている。パーキンソン病の根本的な治療法はなく，症状が進むとドーパミンの前駆体であるL-ドーパを投与して症状を抑制するしかないのが現状である。統一的な基準で精神状態，運動動作，日常活動をスコア（UPDRS: Unified Parkinson's Disease Rating Scale）化して病状の進行度を評価している。初期パーキンソン病患者に対するCoQ10の経口投与が病状の進行を遅らせるとの報告があったが，その後の大規模試験で否定された[10]。進行期患者に対しても病状の進行を遅らせるとの報告があるが[11]，その真偽は大規模試験で検証される必要がある。

5 認知症や多系統萎縮症とCoQ10

血清CoQ10レベルが上昇すると，認知症リスクが減るという興味深い報告がある[12]。認知症患者群と非認知症者群はそれぞれ65人と139人で，両群間で年齢，性別，BMI，喫煙，飲酒歴，血圧，糖尿病，血清コレステロールレベル，血清CoQ10レベルに有意な差はなかった。血清CoQ10レベルに従って4区分した。それぞれの区分での認知症患者の割合から求めた認知症リスクのオッズ比は，血清CoQ10レベルの最低区分を1.0とすれば，CoQ10レベルが上がるにつれ，0.68，0.92，0.23と低下した。すなわち，血清CoQ10レベルは認知症になるリスクと負の相関があることが明らかになった。

多系統萎縮症も深刻な神経難病であるが，その原因の一つにCoQ10合成酵素活性を下げる変異があることが明らかになった[13]。これだけが原因とは考えられないが，実際に多系統萎縮症患者の血清（血漿）CoQ10レベルは健常人よりも有意に低下していた[14, 15]。多系統萎縮症患者に対するCoQ10の大量投与の効果を調べるPhase 2試験がまもなく始まるが，その結果が注目される。

おわりに

CoQ10はミトコンドリアでのATP産生に必須の物質であるにもかかわらず，高齢化とともに細胞内濃度が減少すること，またミトコンドリア膜のみならず種々の生体膜中や血漿リポ蛋白質中に存在し，第一線の抗酸化物質として作用している。百寿者や神経難病患者でのCoQ10欠乏が明らかになってきた。したがって，CoQ10をサプリメントで補うことの重要性は計り知れないと考えるが，信頼できる研究・試験結果を粘り強く積み重ねていくことが期待される。

◆文 献
1) Dallner G, Stocker R: Coenzyme Q10. Encyclopedia of dietary supplements. New York, Marcel Dekker, 2005, pp121-131
2) Yamamoto Y: Coenzyme Q10 as a front-line antioxidant against oxidative stress. J Clin Biochem Nutr 36(2): 29-35, 2005
3) Kalen A et al: Age-related changes in the lipid compositions of rat and human tissues. Lipids 24(7): 579-584, 1989
4) Soderberg M et al: Lipid composition of different regions of the human brain during aging. J Neurochem 54(2): 415-423, 1990
5) Nagase M et al: Increased oxidative stress and coenzyme Q10 deficiency in centenarians. J Clin Biochem Nutr(in press)
6) Yamamoto Y et al: Formation of lipid hydroperoxides in the cupric ion-induced oxidation of plasma and low density lipoprotein. Oxidative Damage and Repair. Davies KJA ed, New York, Pergamon Press, 1991, pp287-291
7) Hara K et al: Oxidative stress in newborn infants with and without asphyxia as measured by plasma antioxidants and free fatty acids. Biochem Biophys Res Commun 257: 244-248, 1999
8) Sohmiya M et al: Redox status of plasma coenzyme Q10 indicates elevated systemic oxidative stress in Parkinson's disease. J Neurol Sci 223: 161-166, 2004
9) Sohmiya M et al: An increase of oxidized coenzyme Q-10 occurs in the plasma of sporadic ALS patients. J Neurol Sci 228: 49-53, 2005
10) Beal MF et al: A randomized clinical trial of high-dosage coenzyme Q10 in early parkinson disease no evidence of benefit. JAMA Neurol 71(5): 543-552, 2014
11) Yoritaka A et al: Randomized, double-blind, placebo-controlled pilot trial of reduced coenzyme Q10 for Parkinson's disease. Parkinsonism Relat Disord 21(8): 911-916, 2015
12) Yamagishi K et al: Serum coenzyme Q10 and risk of disabling dementia: the Circulatory Risk in Communities Study(CIRCS). Atherosclerosis 237: 400-403, 2014
13) Mitsui J et al: Mutations of COQ2 in familial and sporadic multiple system atrophy. N Engl J Med 369: 233-244, 2013
14) Kasai T et al: Serum levels of coenzyme Q10 in patients with multiple system atrophy. PLoS One 11: e0147574, 2016
15) Mitsui J et al: Plasma coenzyme Q10 levels in patients with multiple system atrophy. JAMA Neurol 73(8): 977-980, 2016

21 αリポ酸

米井 嘉一

はじめに

αリポ酸（α-lipoic acid，別名：チオクト酸，thioctic acid，図1）は含硫ビタミン様作用物質の一つで，細胞内では補酵素としてグルコースからATP（アデノシン3-リン酸）の合成に関わり，ヒトにおける抗酸化ネットワーク（図2）においてフリーラジカル捕捉型抗酸化作用を有する[1]。αリポ酸の還元型であるジヒドロリポ酸は，酸化されたビタミンC，Eを還元して再生させる作用（酸化還元サイクル）があり，また細胞内グルタチオン量を増加させる。本項ではαリポ酸の抗酸化作用と認知症（cognitive impairment）との関連について述べる。

1 認知症

認知症はアルツハイマー型，レビー小体型，血管型に大別されるが，実際はこれらが混在していると考えられる。アルツハイマー型認知症では病理学的にアミロイドβ（Aβ）沈着による老人斑，タウ蛋白の過剰リン酸化による神経原線維変化の形成を認める。認知症患者の脳内では，ACh（アセチルコリン）合成酵素コリンアセチル転移酵素（choline acetyltransferase: CAT）活性の低下，大脳皮質におけるACh作動系求心線維の障害，酸化ストレスの増大と脂質過酸化を認め，老人斑周囲に活性型ミクログリアが観察される。したがって，炎症プロセスの関与が推測される。糖尿病により認知症発生率が上昇することから，Aβやタウ蛋白の糖化による終末糖化産物（advanced glycation end products: AGEs）の生成，ミクログリア表面に分布するRAGE（receptor for AGEs）を介したAGEs/RAGEシグナル活性化と炎症性サイトカイン産生といった糖化ストレスも深く関与している[2]。Aβは糖化によりその毒性が増強し，炎症を惹起し神経原線維変化は亢進する。糖尿病（高グルコース血症），脂質異常症（高トリグリセリド血症・高LDLコレステロール血症），過剰飲酒（アセトアルデヒド過剰）では，還元糖や脂質，エタノール由来のアルデヒドが増加する。糖化ストレスとは，蛋白の翻訳後修飾や変性を惹起するアル

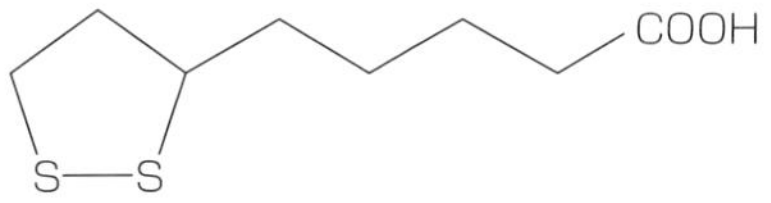

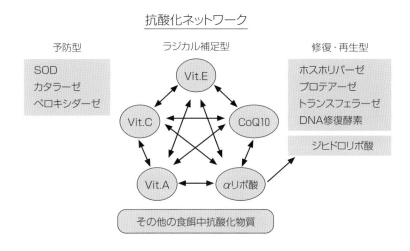

図1 αリポ酸の構造

化学式 C8H14O2S2，分子量 206.33。

図2 抗酸化ネットワークにおけるαリポ酸の役割

（文献1より引用）

デヒドが過剰に存在する状態である。これらの反応が複雑に作用して，最終的に脳神経変性を惹起する。

2 機能性成分としてのαリポ酸

αリポ酸は医薬品としてLeigh症候群，金属中毒や薬物中毒，騒音性難聴，αリポ酸消費増大の際（激しい筋肉疲労など）の補給に適応があるが，2004年からサプリメントとして認可された。サプリメントとしては，2型糖尿病の治療補助や付随症状（四肢焼灼感・疼痛・しびれ感）に有効とされる。添付文書の用法用量は，1日1〜3回に分けて10〜60mgの経口投与である。サプリメントとしての常用量は欧米で1日60〜300mg，日本では業界自主規制として1日摂取目安量の標準は100mg，1日摂取上限量は200mgに設定している。

一般成人における安全性は確立されている。有害事象としてときに皮疹がみられる。チアミン欠乏症患者には投与しないが，その危険がある者ではチアミンを併用する。妊娠中・授乳中の女性，アルコール過剰摂取者，甲状腺疾患のある者には使用しない。

αリポ酸は抗酸化作用を有するが，抗糖化作用としてAGEs生成抑制活性は弱い[3]。αリポ酸は細胞内GLUT4（glucose transporter-4）の細胞膜への動員を促進し，筋細胞や脂肪細胞のインスリンによる糖の取り込みを増加するため，血糖降下を助ける作用がある[4]。

3 認知症とαリポ酸

神経系に対するαリポ酸の効果について，動物実験でいくつか報告がある。老齢ラットや老化促進モデルマウス（senescence-accelerated mouse: SAM）では若年健常ラットに比べ認知機能が低下するが，これはαリポ酸投与により緩和される[5,6]。αリポ酸投与により神経伝達物質ドーパミン，セロトニン，ノルアドレナリン低下が抑えられ，リポフスチン顆粒の蓄積抑制，ACh分解酵素であるアセチルコリンエステラーゼ活性低下が軽減する。ストレプトゾシン脳室内投与[7]，D-galactose負荷[8]，放射線照射[9]，脳虚血障害[10,11]，てんかん誘発[12]，Aβ脳質内投与[13]による動物モデルで，αリポ酸の有効性が認められている。これらの動物モデルはいずれも酸化ストレスが強く，αリポ酸が効果を発揮しやすかったと考えられる。

ラット脳虚血障害に対するαリポ酸とビタミンE併用効果についての検討では，予防投与（αリポ酸20mg/kg体重とビタミンE 50mg/kg体重を梗塞前から屠殺日まで30日間投与）では，血清過酸化脂質が減少し，脳梗塞容積は50％に減少，虚血後の神経学的スコアが比較的良好であった[10]。集中治療（αリポ酸100mg/kg体重とビタミンE 140mg/kg体重を虚血後7日間投与）では，無治療群に比べて有意差が認められなかった。αリポ酸-ビタミンE併用による予防が，脳卒中時の脳障害量を減少させる可能性がある。

4 ヒト臨床試験の成績

ヒト臨床試験では，健常者31例をαリポ酸600mg，ビタミンE 400IUの単独群と併用群の3群に分け2カ月間投与した二重盲検試験では，いずれの群もBMI（体格指数）と脂質に有意な変化はなく，併用群のみ尿中イソプラスタン生成量が有意に低下した[1]。一方，筆者らの成績では，健常女性19例（45.5±9.8歳）にαリポ酸（270mg/日）4週間投与により酸化ストレスマーカーの8-OHdG（8-hydroxyguanosine）およびイソプラスタン生成速度の改善はみられず，それぞれのクレアチニン補正値は増加していた[1]。

このようにαリポ酸は，in vitroでは強力な抗酸化作用を示すものの，単独で用いると動物やヒトの体内では組織・細胞の酸化を促進する場合がある。したがって，臨床応用に際しては摂取量，摂取期間，ほかの抗酸化物質と併用するなど，十分な配慮が求められる。糖尿病性末梢神経障害に対する効能については，2型糖尿病性神経障害ドイツ人患者（328人）に対する二重盲検試験で，αリポ酸（100mg，600mg，1,200mg/日，3週間）静脈内投与を行った結果，600mg投与群と1,200mg投与群で末梢神経症状スコアが改善した[1]。低用量（200〜300mg/日，静脈内投与）では，糖尿病性末梢神経障害に対する効果はみられない[1]。

糖尿病性末梢神経障害に対する検証以外には，αリポ酸単独投与の臨床試験報告はほと

んどみられない。健常女性19例にαリポ酸（270mg/日）を4週間投与した成績では，身体の症状「目が疲れる」「目がかすむ」「眼痛」「肩がこる」，心の症状「いらいらする」「怒りっぽい」「くよくよする」についてスコア改善を認めた[1]。

臨床試験ではαリポ酸単独投与では効果が描出されにくいが，複数の成分投与では効果が表れることがある。もの忘れ症状を有する成人31人（57.3±5.8歳）がαリポ酸（200mg），イチョウ葉エキス（120mg），Lカルニチン（75mg）含有健康食品を12週間摂取した有対照一重検試験では，日本版アーバンス神経心理テストによる評価で即時記憶（物語記憶），言語能力（絵呼称と意味流暢性），集中力（数字の復唱），短期記憶（単語，物語，図形）に有意な改善効果を示している[1]。

認知症関連の臨床試験では，αリポ酸がミトコンドリア障害をともなう認知機能障害[13]，覚醒剤や麻薬依存症にともなう脳障害と続発性認知症[14]に対して有効である可能性があること，敗血症性脳症後遺症における認知症症状を緩和すること[15]が報告されている。これらの被験者の疾患背景はいずれも酸化ストレスが強い状態であり，強力な抗酸化作用を有するαリポ酸が効果を発揮しやすかったものと考えられる。

まとめ

認知症にαリポ酸を処方する際には，抗酸化ネットワークを考慮して，単剤よりも抗酸化物質を組み合わせてバランスよく補充するのがよいと考えられる。とくに認知症の成因に酸化ストレスの関与が疑われる症例では，αリポ酸の効果が期待できる。

◆文献
1) 米井嘉一：αリポ酸の機能と応用．アンチエイジング・ヘルスフード─抗加齢・疾病予防・健康寿命延長への応用．水島裕監修，東京，サイエンスフォーラム，2007
2) Barić N: The role of advanced glycation end products (AGEs) in Alzheimer's disease. Glycative Stress Res 1: 68-83, 2014
3) Shimode A et al: Anti-glycation activity of alpha-lipoic acid derivatives and vitamin E derivatives. Anti-Aging Med 10(3): 42-54, 2013
4) Saengsirisuwan V et al: Interactions of exercise training and α-lipoic acid on insulin signaling in skeletal muscle of obese Zucker rats. Am J Physiol Endocrinol Meta 287(3): E529-536, 2004
5) Arivazhagan P et al: Effect of DL-alpha-lipoic acid on the status of lipid peroxidation and antioxidant enzymes in various brain regions of aged rats. Exp Gerontol 37(6): 803-811, 2002
6) Farr SA et al: The antioxidants alpha-lipoic acid and N-acetylcysteine reverse memory impairment and brain oxidative stress in aged SAMP8 mice. J Neurochem 84(5): 1173-1183, 2003
7) Sharma M, Gupta YK: Effect of alpha lipoic acid on intracerebroventricular streptozotocin model of cognitive impairment in rats. Eur Neuropsychopharmacol 13(4): 241-247, 2003
8) Cui X et al: Chronic systemic D-galactose exposure induces memory loss, neurodegeneration, and oxidative damage in mice: protective effects of R-alpha-lipoic acid. J Neurosci Res 83(8): 1584-1590, 2006
9) Manda K et al: Memory impairment, oxidative damage and apoptosis induced by space radiation: Ameliorative potential of alpha-lipoic acid. Behav Brain Res 187(2): 387-395, 2008

10) Garcia-Estrada J et al: An alpha-lipoic acid-vitamin E mixture reduces post-embolism lipid peroxidation, cerebral infarct ion, and neurological deficit in rats. Neurosci Res 47(2): 219-224, 2003
11) Huang Y et al: Is endothelial dysfunction of cerebral small vessel responsible for white matter lesions after chronic cerebral hypoperfusion in rats? J Neurol Sci 299(1-2): 72-80, 2010
12) de Freitas RM: Lipoic acid increases hippocampal choline acetyltransferase and acetylcholinesterase activities and improvement memory in epileptic rats. Neurochem Res 35(1): 162-170, 2010
13) Liu J: The effects and mechanisms of mitochondrial nutrient alpha-lipoic acid on improving age-associated mitochondrial and cognitive dysfunction: an overview. Neurochem Res 33(1): 194-203, 2008
14) Virmani A et al: Neuroprotective strategies in drug abuse-evoked encephalopathy. Ann NY Acad Sci 1199: 52-68, 2010
15) Della Giustina A et al: Alpha-lipoic acid attenuates acute neuroinflammation and long-term cognitive impairment after polymicrobial sepsis. Neurochem Int 108: 436-447, 2017

22 ローヤルゼリー

瀧戸 二郎

はじめに

　ローヤルゼリーはミツバチにより作られる乳白色のゼリー状の物質であり，古代エジプト時代から滋養強壮や美容のために広く用いられてきた。その成分は，炭水化物・脂質・蛋白質・ビタミン・ミネラルなどである。ローヤルゼリーに含まれる生理活性物質は，抗菌・抗がん・抗炎症・血圧改善作用など，多くの効能を有する[1]。脳神経系の研究では，アルツハイマー病モデルラット[2]，老齢ラット[3]，卵巣摘出ラット[4]の空間認識能がローヤルゼリー投与により改善された。これらの結果から，ローヤルゼリーは認知症の予防・治癒のための機能性食品としての応用が期待されている。

1 材料と方法

　海馬におけるシナプス伝達強度の上昇，つまり長期増強（long-term potentiation）は，記憶・学習の細胞学的な基盤と考えられている。生化学的には，細胞外刺激が細胞内cAMP（cyclic adenosine monophosphate）濃度上昇を誘発し，PKA（protein kinase A）とMAPK（mitogen-activated protein kinase）の活性化，転写因子CREB（cAMP response element binding protein）をリン酸化させる。リン酸化型cAMP応答配列結合蛋白（CREB）は遺伝子のプロモーターに結合し，標的遺伝子を活性化する。一連のカスケードにより新生される蛋白質群が長期増強を成立させる。このことから，CREBの活性化を，記憶・学習能の生化学的指標とすることができる。そこで，われわれは神経堤（neural crest）由来の培養細胞PC-12細胞へCREリポータープラスミドを導入し，各種薬剤の効果をルシフェラーゼ活性として測定した。

2 ローヤルゼリーによるCRE-依存性転写の解析

　ローヤルゼリーは，CRE-依存性転写を濃度依存的に活性化させる[5]。阻害薬を用いた

実験から，その活性化機構はERK（extracellular signal-regulated kinase）非依存性であることが判明している。この結果は，ERK依存性経路によりCRE-依存性転写活性を示す物質とローヤルゼリーが協調可能なことを示唆する。事実，ローヤルゼリーとノビレチンを一緒に添加すると，それぞれ単独の場合よりも高い活性化を示す[5]。これは，ローヤルゼリーとほかの抗認知症物質との併用が，より効果的な成果をもたらした例である。

上述のようにローヤルゼリーは多くの成分を含んでおり，CRE-依存性転写活性を持つ物質の本体は不明であった。その解決のヒントは，予期せぬ実験から得られた。われわれは，温州ミカンの果皮から超臨界流体抽出法を用いてノビレチンを抽出していた[6]。抽出物の抗認知症活性は，CRE-依存性転写活性を用いて検定していた。その過程で，モノテルペンであるリモネンがCRE-依存性転写活性を亢進することに気づいた。そこで，市販されているリモネンを用いて，ローヤルゼリーに対する効果を検討した[7]。100 μMまでの濃度の(R)-リモネン（リモネン）は，CRE-依存性転写活性を示さなかった（図1A）。一方，リモネンは，ローヤルゼリーの持つCRE-依存性転写活性を濃度依存的に増進した。ローヤルゼリーの用量依存性実験から，これらリモネンによる増強作用がローヤルゼリーの存在に依存することが確認された（図1B）。以上，リモネンそれ自体はCRE-依存性転写活性を示さないが，ローヤルゼリーのCRE-依存性転写活性を増強する作用を持つことが明らかとなった。

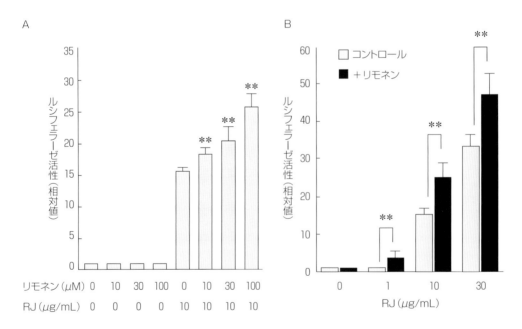

図1 ローヤルゼリーによるCRE-依存性転写活性に対するリモネンの効果
A：リモネンは，ローヤルゼリーのCRE-依存性転写活性を濃度依存的に増加する。リモネン自体は，CRE-依存性転写を活性化しない。
B：リモネンの促進作用は，ローヤルゼリーの用量に依存する。PC-12細胞にCRE-リポータープラスミドを導入し，ルシフェラーゼ活性を測定した。各活性は，無添加の状態の細胞活性に対する相対値で表している。
RJ：ローヤルゼリー　　n＝4　　＊＊：$p<0.01$

（文献7より引用，一部改変）

次に，われわれはリモネン類似体のCRE-依存性転写に対する効果を検討した（図2）。(S)-(-)-リモネン，(4R)-リモネンオキシドは，(R)-リモネンと同程度の促進効果を示した。(4S)-リモネンオキシドは，(R)-リモネンより弱い促進作用を示した。これらの結果から，ローヤルゼリーによるCRE-依存性転写活性化には，リモネン中のプロペニル基が重要であることが示唆された。

ローヤルゼリーによるCRE-依存性転写活性化におけるアデノシンA2A受容体の役割を知るため，アデノシンA2A受容体の拮抗薬であるZM 241385の作用を検討した（図3）。ZM 241385は，ローヤルゼリーによるCRE-依存性転写の活性化を濃度依存的にほぼ完全に抑制した。同様に，リモネンによるローヤルゼリーのCRE-依存性転写活性化もほぼ完全に抑制された。この結果から，ローヤルゼリーによるCRE-依存性転写活性化はアデノシンA2A受容体を介すると結論した。

上記の実験結果は，CRE-依存性転写活性におけるアデノシンA2A受容体の役割の重要性を示唆するものであった。この推察を裏付けるためアデノシンA2A受容体の本来のリガンドであるアデノシンとアデノシン一リン酸を用いて実験を進めた。予想通り$10\mu M$のアデノシンあるいはアデノシン一リン酸は，それぞれ50倍，30倍のCRE-依存性転写活性を示した（図4）。また，アデノシンによるCRE-依存性転写活性は，リモネンにより促進された（図5）。リモネン類似体は，ローヤルゼリーの場合と同じくアデノシンに

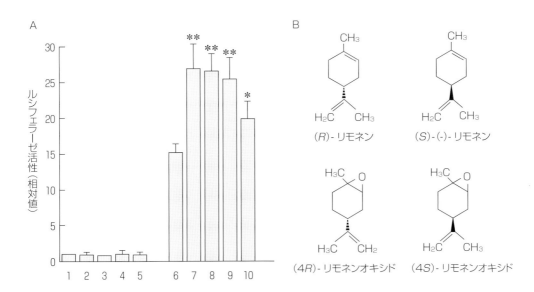

図2 ローヤルゼリーによるCRE-依存性転写に対するリモネン類似体の効果

A: リモネン類似体のCRE-依存性転写に対する効果を，$10\mu g/mL$ローヤルゼリーの存在下あるいは非存在下で検討した。
1: コントロール　2: (R)-リモネン　3: (S)-(-)-リモネン　4: (4R)-リモネンオキシド　5: (4S)-リモネンオキシド　6: ローヤルゼリー　7: ローヤルゼリー＋(R)-リモネン　8: ローヤルゼリー＋(S)-(-)-リモネン　9: ローヤルゼリー＋(4R)-リモネンオキシド　10: ローヤルゼリー＋(4S)-リモネンオキシド
$n=4$　＊：$p<0.05$　＊＊：$p<0.01$
B: リモネン類似体の化学構造式。

（文献7より引用，一部改変）

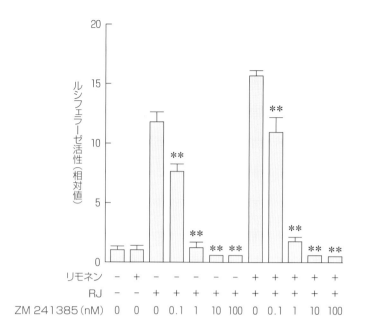

図3 ローヤルゼリーによるCRE-依存性転写に対するアデノシンA2A受容体拮抗薬の効果

ローヤルゼリー単独あるいはリモネンにより増強されたCRE-依存性転写活性は，アデノシンA2A受容体拮抗薬（ZM 241385）の添加により濃度依存的に抑制された。
RJ: ローヤルゼリー　　n＝4　　＊＊：p＜0.01

（文献7より引用，一部改変）

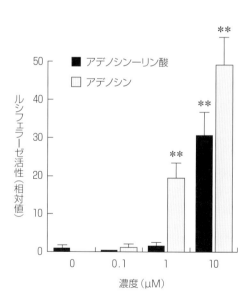

図4 アデノシンによるCRE-依存性転写の活性化

CRE-依存性転写は，アデノシンあるいはアデノシン一リン酸により濃度依存的に活性化された。
n＝4　　＊＊：p＜0.01

（文献7より引用，一部改変）

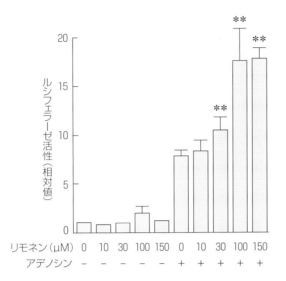

図5 アデノシンによるCRE-依存性転写に対するリモネンの効果
300 nMアデノシンの存在下あるいは非存在化でリモネンの効果を検討した。アデノシンにより活性化されたCRE-依存性転写は、リモネンにより促進された。
n = 4　＊＊：$p < 0.01$

(文献7より引用，一部改変)

よるCRE-依存性転写活性を促進した。これらの結果から，PC-12細胞におけるCRE-依存性転写の活性化には，アデノシンA2A受容体を介する経路がある。また，ローヤルゼリーの効果はアデノシンにより置換されることが示された。

おわりに

われわれは，ローヤルゼリーがPC-12細胞ではアデノシンA2A受容体を介し，CRE-依存性転写を活性化させることを示した。この結果は，ローヤルゼリーが神経突起の伸長を誘導するという報告[8]の生化学的基盤を与えると考えられる。これは，ローヤルゼリーの持つ抗認知症活性を説明する一つのエビデンスとなるであろう。しかし，生体では多種の神経系細胞が存在すること，およびローヤルゼリーがアデノシン類以外にも生理活性物質を含むことから，生体での作用機構は慎重に解釈する必要がある。

ローヤルゼリーの活性成分として，すでに複数の物質が報告されている。蛋白質であるMRJP (major royal jelly proteins) は，老齢ラットの空間認識能を改善する[9]。培養系においては，不飽和脂肪酸の10-ヒドロキシ-トランス-2-デセン酸は神経系細胞の分化を促進し[10]，アデノシン類のAMP N1-オキシドは神経突起伸長を誘導する[8]。これらの報告は，認知症に対する機能性食品としてのローヤルゼリーの有効性を示唆するものであるが，生体における作用機構の解明を複雑にしている。またわれわれが示したように，柑橘類に含まれるリモネンのような物質が，生体ではローヤルゼリーと協調して働く可能性もある。認知症に対する機能性食品としてのローヤルゼリーの応用には，作用機構に関するさらなるエビデンスを得る研究が必要である。

◆文 献

1) Cornara L et al: Therapeutic properties of bioactive compounds from different honeybee products. Front Pharmcol 8: 412, 2017
2) Zamani Z et al: Effect of royal jelly on spatial learning and memory in rat model of streptozotocin-induced sporadic Alzheimer's disease. Adv Biomed Res 1: 26, 2012
3) Pyrzanowska J et al: Long-term administration of Greek royal jelly improves spatial memory and influences the concentration of brain neurotransmitters in naturally aged Wistar male rats. J Ethnopharmacol 155(1): 343-351, 2014
4) Minami A et al: Improvement of neurological disorders in postmenopausal model rats by administration of royal jelly. Climacteric 19(6): 568-573, 2016
5) Fujiwara H et al: Honeybee royal jelly and nobiletin stimulate CRE-mediated transcription in ERK-independent and -dependent fashions, respectively, in PC12D cells. J Pharmacol Sci 116(4): 384-387, 2011
6) Oba C et al: Extraction of nobiletin from Citrus Unshiu peels by supercritical fluid and its CRE-mediated transcriptional activity. Phytomedicine 27: 33-38, 2017
7) Takito J et al: Limonene enhances the cAMP response element (CRE)-dependent transcriptional activity activated via adenosine A2A receptor in a neural-crest derived cell line, PC-12. PMIO 3: e60-e63, 2016
8) Hattori N et al: Identification of AMP N1-oxide in royal jelly as a component neurotrophic toward cultured rat pheochromocytoma PC12 cells. Biosci Biotechnol Biochem 70(4): 897-906, 2006
9) Chen D et al: Effect of major royal jelly proteins on spatial memory in aged rats: metabolomics analysis in urine. J Agric Food Chem 65(15): 3151-3159, 2017
10) Hattori N et al: Royal jelly and its unique fatty acid, 10-hydroxy-trans-2-decenoic acid, promote neurogenesis by neural stem/progenitor cells in vitro. Biomed Res 28(5): 261-266, 2007

23 ラクトノナデカペプチド

大澤 一仁

はじめに

わが国では超高齢社会に突入し、認知症患者が増加している。そのため、安心して安全に摂取でき、予防的に摂取可能な脳機能改善食品の開発が期待されている。近年、久山町コホート研究において、牛乳や乳製品の摂取量が多いほど、認知症リスクが低下することが報告された[1]。筆者らは、乳酸菌 *Lactobacillus helveticus* をおもな構成菌とするスターターを用いて脱脂乳を発酵させて製造したカルピス®の基となる発酵乳が、マウスの学習記憶力改善作用を有することを見出した[2]。さらに、主要な有効成分としてβカゼイン由来のペプチドNIPPLTQTPVVVPPFLQPEを同定した[3]。当ペプチドは乳由来の19残基のペプチドであることから、LNDP（ラクトノナデカペプチド）と称される。本項では、LNDPの動物およびヒトでの有効性、作用機序について紹介する。

1 LNDPのマウスに対する記憶障害予防作用[3]

ムスカリン受容体拮抗薬であるスコポラミンにより記憶障害を誘発させたマウスを、短期記憶評価系であるY字迷路試験を用いて評価した。ddY系雄マウス（7週齢）を、水＋生理食塩水群、水＋スコポラミン群、LNDP＋スコポラミン群（LNDP: 0.0001～1.0mg/kg体重投与）に群分けした。水またはLNDPをマウスに経口投与し、30分後に1.0mg/kgのスコポラミン（対照は生理食塩水）を皮下投与した。さらに30分後にY字迷路上で8分間自由に探索させた。その結果、LNDPがスコポラミン記憶障害に対して予防的に働くことが明らかになった（図1）。スコポラミン誘発記憶障害モデルは、ドネペジルをはじめとしたアルツハイマー型認知症治療薬の開発に用いられており、LNDPが認知症改善作用を有する素材である可能性が示唆された。

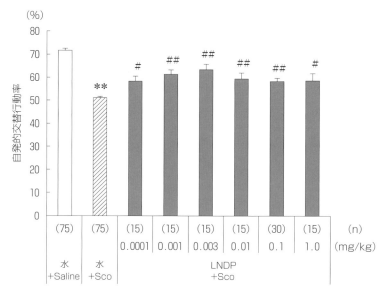

図1 スコポラミン誘発記憶障害マウスに対するラクトノナデカペプチドの記憶障害予防作用

平均値±標準誤差　括弧内：n数　Saline：生理食塩水　Sco：スコポラミン
＊＊：$p < 0.01$ vs 水＋Saline群（Steel-Dwass test）
＃：$p < 0.05$　＃＃：$p < 0.01$ vs 水＋Sco群（Steel-Dwass test）

2　LNDPの作用機序

　LNDPがスコポラミン記憶改善作用を示したことから，脳内神経伝達物質の変動に影響を及ぼす可能性が推察された。そこで，マイクロダイアリシス法を用いて，脳海馬から放出される神経伝達物質量について検証した[4]。ddY系雄マウス（7週齢）の脳海馬にガイドカニューレ固定手術を施し，回復後にプローブを挿入した。水またはLNDP（0.01～1.0 mg/kg体重投与）をマウスに経口投与し，フリームービング下で細胞外液中のアセチルコリン量を測定した。その結果，LNDPが脳海馬外へのアセチルコリン放出量を有意に上昇させることが確認された（図2）。アセチルコリンは記憶や学習などの脳の機能に関与する神経伝達物質として知られており，記憶障害改善作用のメカニズムの一部と推察されたが，ほかの脳内物質の変動も含めたさらなる検証を要する。

3　LNDPのヒトに対する有効性

　LNDPの動物に対する記憶改善作用が認められたため，LNDP含有食品素材（乳酸菌発酵乳，カゼイン酵素分解物粉末）の長期摂取によるヒトの高次脳機能への影響を評価した。

1）LNDP含有乳酸菌発酵乳飲料が健常中高齢者の認知機能に及ぼす影響[5]

　もの忘れの自覚症状を有する者またはもの忘れの症状を有すると指摘されたことがある者で，50歳から70歳の男女61人を対象に試験を実施した。被験者にプラセボ飲料（プラセボ群）またはLNDP 2.4 mgを含有する *L. helveticus* 発酵乳飲料（LNDP群）を1日1回

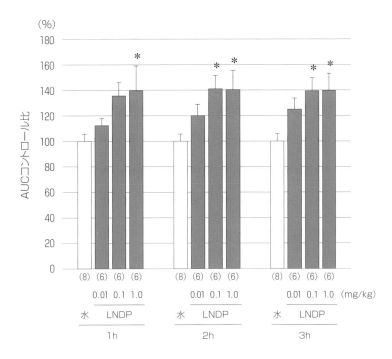

図2 マウス海馬細胞外アセチルコリン量に対するラクトノナデカペプチドの効果
平均値±標準誤差　括弧内：n数　＊：$p < 0.05$ vs 水群（Dunnett test）

朝食前に190g，8週間飲用させ，飲用前後の認知機能を評価した。1人の辞退者が出たため，プラセボ群（29人，平均年齢：57.8±5.9歳），LNDP群（31人，平均年齢：58.5±6.5歳）を対象に解析した。認知機能検査として，即時記憶，視空間／構成，言語，注意（集中力），遅延記憶を総合的に評価できるアーバンス神経心理テストを用いた。その結果，LNDP群で飲用前に比べて「注意」「遅延記憶」の項目に有意な改善が認められた。また，飲用後にプラセボ群と比べて「注意」の項目に有意な改善が認められた（図3）。

2）LNDP含有錠剤が健常中高齢者の認知機能に及ぼす影響[6]

もの忘れの自覚症状を有する者またはもの忘れの症状を有すると指摘されたことがある者で，年齢が60歳から79歳の男女144人から，Mini-Mental State Examinationのスコアが24点以上の健常者を選抜した（認知症カットオフ値23/24）。被験者72人にプラセボ錠剤（プラセボ群）またはLNDP 2.1mgを含有する錠剤（LNDP群）を1日1回朝食前に3粒，12週間摂取させ，摂取前後の認知機能を評価した。2人の辞退者が出たため，プラセボ群（35人，平均年齢：68.3±4.2歳），LNDP群（35人，平均年齢：67.9±4.1歳）を対象に解析した。認知機能検査として，注意力，集中力，情報処理能力を評価できる内田クレペリン検査を用いた。その結果，正答数変化量（摂取後正答数－摂取前正答数）が，LNDP群でプラセボ群と比較して有意に増加した（図4）。

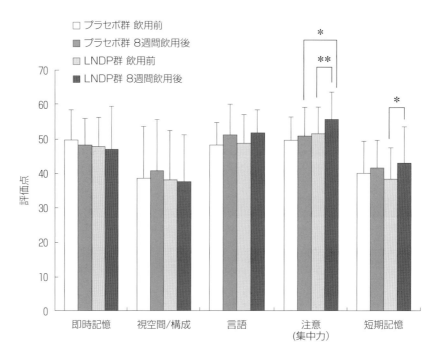

図3 ラクトノナデカペプチド含有発酵乳飲用前後の5認知領域の評価点の推移
（アーバンス神経心理テスト）

平均値±標準偏差　　＊：$p < 0.05$　　＊＊：$p < 0.01$

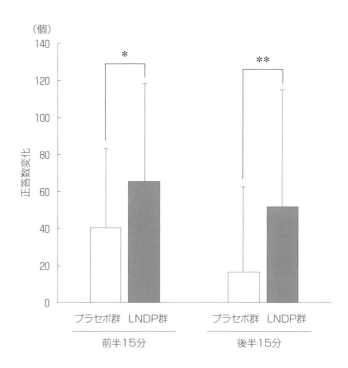

図4 ラクトノナデカペプチド含有錠剤摂取による内田クレペリン検査の正答数変化

平均値±標準偏差　　＊：$p < 0.05$　　＊＊：$p < 0.01$

まとめ

　乳酸菌発酵乳から同定されたLNDPを，マウスが単回摂取することで記憶障害予防作用を示し，作用機序として脳内アセチルコリン量の増加が関与している可能性が示唆された。ヒト試験においても，LNDPを含有する乳酸菌発酵乳飲料，錠剤を8〜12週間摂取することで，高齢者の記憶力や集中力などの認知機能の改善が認められた。以上のことから，LNDPを含有する食品は，認知症を代表とする認知・記憶障害をともなう疾患改善に寄与するなど，脳機能を維持・向上させ，QOLを高めるのに役立つ可能性が期待できる。

◆文献

1) Ozawa M et al: Milk and dairy consumption and risk of dementia in an elderly Japanese population: the Hisayama study. J Am Geriatr Soc 62(7), 1224-1230, 2014
2) Ohsawa K et al: *Lactobacillus helveticus*-fermented milk improves learning and memory in mice. Nutr Neurosci 18(5): 232-240, 2015
3) Ohsawa K et al: Identification of peptides present in sour milk whey that ameliorate scopolamine-induced memory impairment in mice. Int J Food Sci Nutr 69(1): 33-45, 2018
4) 佐藤功規ほか：乳由来ペプチドの認知機能改善効果の検討（1）―アルツハイマー型認知症モデルマウスに対する効果の検証．日本認知症予防学会学術集会プログラム抄録集 6: 202, 2016
5) Ohsawa K et al: *Lactobacillus helveticus*-fermented milk containing lactononadecapeptide (NIPPLTQTPVVVPPFLQPE) improves cognitive function in healthy middle-aged adults: a randomised, double-blind, placebo-controlled trial. Int J Food Sci Nutr 69(3): 369-376, 2018
6) 中村文哉ほか：「ラクトノナデカペプチド（NIPPLTQTPVVVPPFLQPE）」を含有する錠剤の摂取が健常中高齢者の認知機能に及ぼす影響―ランダム化プラセボ対照二重盲検並行群間比較試験．薬理と治療 45(8): 1303-1314, 2017

24 プラズマローゲン

藤野 武彦　　馬渡 志郎　　片渕 俊彦

はじめに

プラズマローゲン（Pls）と神経機能，とくに認知機能との関係が注目されるようになったのは，1995年，1999年にGinsbergら[1]，Guanら[2]によってアルツハイマー病（AD）の死体脳（前頭葉，側頭葉および海馬）でPlsが減少していることが報告されてからである。さらに2007年にはGoodenoweら[3]によりAD患者の血清Plsが減少していることが証明され，その後，日本でも，われわれの研究報告[4]によりAD患者の臨床的重症度と赤血球膜Pls濃度が対応することが明らかにされた。一方，われわれが開発した簡便な大量抽出法[5]と検出法[6]により，ADモデル動物やヒトへの応用が可能になり，Plsの脳内における生理作用とヒトADでの効果が明らかになってきた[7]。本項ではその現状と将来性について述べる。

1 プラズマローゲンの物性と生物分布

Plsは，グリセロリン脂質の一種である。グリセロリン脂質は通常グリセロール骨格の3番目（sn-3）に結合している物質（図1, X, head group）（エタノールアミンやコリン）で分類されているが，同じエタノールアミンリン脂質でも，実際はグリセロール骨格の1番目（sn-1）における炭素鎖の結合の仕方で3種類のサブグループが存在している。大部分はエステル結合しているが，sn-1でエーテル結合しているものがあり，エーテル結合でもビニールエーテル結合しているものがPlsと呼ばれている（図1）。

Plsの機能としては，細胞膜の構成成分であり，長鎖多価脂肪酸が多く結合していることから，プロスタグランジンやロイコトリエンなどの細胞の2次伝達物質の貯蔵庫であるだけでなく，細胞膜からのコレステロール排出，細胞融合，血小板活性化因子の前駆物質，抗酸化作用，あるいはADと関係があるγ-セクレターゼの活性抑制作用があると報告されている[8]（図1）。

このように生命にとって根元的な働きをするPlsは当然ながら人間以外の多くの生物（バクテリアから哺乳類まで）に存在する[9]。食用となる魚，貝類，鳥類，牛，豚には5〜549 μmol/100g湿重量と多く含まれている[10]。

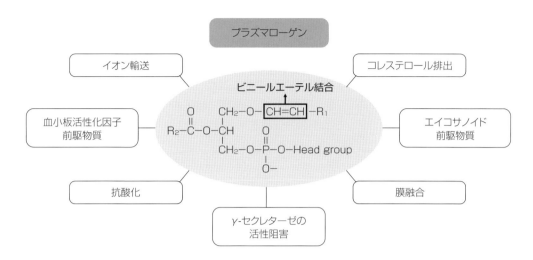

図1 プラズマローゲンの機能

(文献8より引用，一部改変)

2 プラズマローゲンの認知機能に及ぼす影響とその作用機序

1) Plsの抗神経炎症作用

　神経炎症とは，脳内においてグリア細胞の活性化による種々のサイトカインや活性酸素/水素などのラジカルの産生が亢進した病態で，ADをはじめ多くの神経変性疾患で観察される。動物を用いたモデルとして，エンドトキシンであるリポポリサッカライド（LPS）を成熟マウスの末梢に投与すると，脳内の神経炎症とともにアミロイドβ（Aβ）が蓄積されることが知られている。われわれはこの神経炎症モデルを用いて，LPSによるグリア細胞の活性化，IL-1βやTNF-αなどのサイトカインの発現，および脳内のAβの蓄積が，Plsの同時投与により抑制されることを明らかにした[11]。末梢投与したPlsが脳内で作用することについては，これまでPlsが直接血液脳関門（BBB）を通過するという報告はなく懐疑的であった。その一方で，major facilitatorスーパーファミリーの一つであるMfsd2aという蛋白分子が，脳内の微小血管においてグリセロリン脂質のトランスポーターとして機能していること，さらにPlsがその強力な拮抗物質として脳内に取り込まれていることが示されており，末梢投与したPlsが脳内へ移行することは十分に考えられる。

　PlsによるLPSのグリア細胞活性化（神経炎症）の抑制機序について，われわれは，PlsがLPSとその受容体であるToll-like受容体4（TLR4）の細胞内取り込み（endocytosis）を抑制し，引き続き起こるcaspase-3およびNF-κBの活性化を抑制することを明らかにした（In submission, Molecular Neurobiology）。

　また，われわれは，LPS投与[11]だけでなく，老化や拘束ストレスによっても海馬のPls含量が低下し，その機序としてPlsの合成酵素であるglyceronephosphate O-acyltransferase（GNPAT）の発現が，NF-κB依存的に抑制されることを見出した[12]。

2) Plsによる神経細胞死抑制作用

ADでは神経細胞死が観察される海馬において、Pls含量が有意に低下している。われわれは、マウス海馬の初代培養系および神経細胞株を用いて、血清飢餓による神経細胞死に対するPlsの効果を検討した[13]。その結果、Pls投与によってAKTやERK1/2が活性化され、これが血清飢餓によって活性化されたcaspase-9やcaspase-3を抑制することが明らかになった。AKTやERK1/2などの蛋白リン酸化酵素は、ミトコンドリアのBcl-2やBaxを修飾する生存シグナルを活性化することが知られている。

Plsによるシグナル伝達機序を明らかにするため、細胞膜上のPlsの局在について検討したところ、リピッドラフトにPlsが10倍近く多く存在することが明らかになった。リピッドラフトには、コレステロールやスフィンゴ脂質以外に、G蛋白結合型受容体（GPCR）をはじめ、後述する脳由来神経栄養因子（BDNF）の受容体であるTrkBなど多くのシグナル伝達分子が含まれている。われわれは、培養神経細胞において、PlsによるAKTおよびERKの活性化が、神経細胞に発現する数種のオーファンGPCRを介していることを明らかにした[14]。

3) Plsによる学習記憶の改善機序

Plsの合成酵素であるGNPATの発現をノックダウンするsh-RNAレンチウイルスベクターをマウスの両側海馬に微量注入すると、海馬のPls含量が低下し、水迷路学習試験による海馬依存性空間認知学習が障害された。すなわち、Plsが学習記憶行動に促進的に作用する可能性が示唆された。その機序として、神経細胞においてPlsがAKTやERKの下流にあるcAMP応答配列結合蛋白（CREB）を活性化し、核内でBDNFの発現を増強している可能性が考えられた。一方、リピッドラフトには、BDNFの受容体であるTrkBが多いことから、Plsがリピッドラフトを介して学習記憶に促進的な作用を発揮していると考えられる。これらの知見は、PlsがADなどの認知症に対して、これまでにない新しい治療/予防効果のある物質として有用である可能性を示唆している。

3 プラズマローゲン（ホタテ由来）のヒト認知症に対する効果

ここでは、認知症の中で最も多いAD、および軽度認知障害（MCI）を対象にした臨床研究の結果について報告する。

1) 無作為化比較対照二重盲検試験（RCT）[15]

60〜85歳の軽度ADとMCI 328人を対象に、多施設（25病院）で24週間 Pls 1mg/日投与を行った。試験を終了した276人（実薬群140人、プラセボ群136人）の治療企図解析（ITT解析）では、主要評価項目（MMSE-J）、副次評価項目（WMS-R、GDS-S-J、Pls血中濃度）が両群ともに改善し、両群間に有意差は見られなかった。また両群とも重篤な有害事象の報告はなかった。軽度ADのサブグループ解析においては、実薬群の77歳以下と女性の症例では、記憶検査であるWMS-Rが有意に改善し、両群間に統計的に有意な差、すなわち実薬群がプラセボ群に比較して有意に改善した（$p=0.029$、$p=0.017$）。一方、6カ月後の血漿PlsPEは実薬群で上昇傾向を示したのに対し、軽度ADでは、プラセボ群で有意な低下が見られた。この臨床研究結果から、ホタテ由来精製Plsの経口投与で軽度

ADの記憶機能が改善することが示唆された。

一方，MCI178人でMMSEの項目別解析を行った結果，「場所の見当識」に関して実薬群が有効に改善したのに対し，プラセボ群では改善が見られず，また実薬群とプラセボ群との間に統計的に有意な群間差が認められた[16]。

2）オープンラベル試験[17]

23施設において60〜85歳の中等度（$11 \leqq$ MMSE < 20），重度（$0 <$ MMSE $\leqq 10$）ADを対象にPls 1.0mg/日を12週間経口投与し，MMSE，介護者（家族）評価，赤血球膜・血漿PlsPEによる評価を行った。

MMSEスコアは中等度AD（57人）では，摂取前15.9 ± 2.5点から摂取後17.6 ± 3.7点へ有意に上昇（$p < 0.0001$），重度ADでは有意な上昇は見られなかった。MMSEスコアに関する奏効率は4ポイント以上の改善を「顕著改善」，2あるいは3ポイントを「改善」としMMSEスコア変化を見たところ，1.0mg群は中等度ADではMMSEは顕著改善32％，改善が21％であった。重度ADでは改善は28％であった。さらに赤血球膜PlsPEおよび血漿PlsPEは両者ともに上昇し，12週間後にはベースラインと比べて大きく改善が見られた。

以上の臨床研究の結果から，ホタテ由来Plsの経口投与により，MCI，軽度AD，中等度ADの認知機能が改善することが強く示唆される。

4 プラズマローゲンの血中濃度測定の意義

Pls血中濃度は従来血清の測定が行われ，ADでは重症度と並行して低下することが報告されているが，MCIでは正常者との差が認められていない。われわれは血清のみならず，赤血球膜のPls濃度を簡便に測定する方法を開発し，MCIは正常者に比べて有意に低下することを報告した[18]。本来，Plsは神経細胞膜のリピッドラフトに集中的に存在していることが明らかになっているため，神経細胞膜に類似した赤血球膜Plsを測定する意義は大きいと考えられる。このことは，AD診断のためのバイオマーカーとしてもPlsが貢献する可能性を示している。

おわりに

Plsが認知機能の改善に有効であることはヒト臨床試験から明らかになったが，ADの周辺症状（うつ，幻視，妄想，睡眠）も著明に改善する例が多くみられることが知られるようになり，またパーキンソン病でも効果がみられることから，Plsは認知機能に止まらず，神経機能全般に関与している可能性が高い。

さらに，われわれは，脳神経のみならず虚血性心疾患でもPls血中濃度が低下していることを報告[19]したが，作用機序解明の深化とともに，今後Plsの臨床応用は急速に拡大すると予想される。

◆文 献

1) Ginsberg L et al: Disease and anatomic specificity of ethanolamine plasmalogen deficiency in Alzheimer's disease brain. Brain Res 698(1-2): 223–226, 1995
2) Guan Z et al: Decrease and structural modifications of phosphatidylethanolamine plasmalogen in the brain with Alzheimer disease. J Neuropathol Exp Neurol 58(7): 740–747, 1999
3) Goodenowe DB et al: Peripheral ethanolamine plasmalogen deficiency: a logical causative factor in Alzheimer's disease and dementia. J Lipid Res 48: 2485–2498, 2007
4) Oma S et al: Changes in phospholipid composition of erythrocyte membrane in Alzheimer's disease. Dement Geriatr Cogn Disord Extra 2(1): 298–303, 2012
5) Mawatari S et al: Separation of intact plasmalogens and all other phospholipids by a single run of high-performance liquid chromatography. Anal Biochem 370(1): 54–59, 2007
6) Mawatari S et al: Measurement of ether phospholipids in human plasma with HPLC-ELSD and LC/ESI-MS after hydrolysis of plasma with phospholipase A1. Lipids 51: 997–1006, 2016
7) 藤野武彦ほか：プラズマローゲンと認知機能障害（認知症）そして「脳疲労」．機能性食品と薬理栄養 9(5): 300-327, 2016
8) Farooqui AA, Horrocks LA: Plasmalogens: workhorse lipids of membranes in normal and injured neurons and glia. Neuroscientist 7(3): 232-245, 2001
9) Goldfine H: The appearance, disappearance and reappearance of plasmalogens in evolution. Prog Lipid Res 49(4): 493-498, 2010
10) Yamashita S et al: Analysis of plasmalogen species in foodstuffs. Lipids 51(2): 199-210, 2016
11) Ifuku M et al: Anti-inflammatory/anti-amyloidogenic effects of plasmalogens in lipopolysaccharide-induced neuroinflammation in adult mice. J Neuroinflammation 9: 197, 2012
12) Hossain MS et al: Reduction of ether-type glycerophospholipids, plasmalogens, by NF-κB signal leading to microglial activation. J Neurosci 37(15): 4074-4092, 2017
13) Hossain MS et al: Plasmalogens rescue neuronal cell death through an activation of AKT and ERK survival signaling. PloS One 8: e83508, 2013
14) Hossain MS et al: Neuronal orphan G-protein coupled receptor proteins mediate plasmalogens-induced activation of ERK and Akt signaling. PloS one 11: e0150846, 2016
15) Fujino T et al: Efficacy and blood plasmalogen changes by oral administration of plasmalogen in patients with mild Alzheimer's disease and mild cognitive impairment: a multicenter, randomized, double-blind, placebo-controlled trial. EBioMedicine 17: 199-205, 2017
16) Fujino T et al: Effects of plasmalogen on patients with mild cognitive impairment: a randomized, placebo-controlled trial in Japan. J Alzheimers Dis Parkinsonism 8(1): 419, 2018
17) Tsuboi et al: Efficacy and safety of plasmalogen extracted from scallop in patients with moderate to severe Alzheimer's disease: open trial. The 1st International Plasmalogen Symposium. 2016, November 7-8 (Fukuoka, JAPAN)
18) Ouma S et al: Effectiveness of blood plasmalogen in differentiation among mild cognitive impairment, mild Alzheimer's disease and normal elderly. XXIII World Congress of Neurology. 2017, September 16-21(Kyoto, JAPAN)
19) Noda H et al: Plasma and erythrocyte membrane plasmalogen diminished in severe atherosclerotic patients undergoing endovascular therapy. MEMBRANE 42: 242-249, 2017

第3章

認知症予防における食品の健康機能の展望

1 ブレインフード・ムードフードと予防医学
―今後の展開

矢澤 一良

はじめに

　認知症をはじめ「脳の問題」の解決は，研究の最後の聖域とされている。超高齢化による認知症の増加やストレスによる脳機能障害や心理的疾患，またストレス障害の代表的な症状である睡眠障害など，QOL低下による経済損失は大きいとされており，早期解決が急がれる課題でもある。

　認知症に対する決定的な治療法は現在もまだ存在しないと言われており，ほかの疾病同様，悪くなってから治すよりも未然に「予防」する，また「発症時期を遅らせる」ことのほうがより重要であると考えられる。脳機能を維持（または機能向上）するためには，「運動」・「栄養」・「休養」という3つの環境因子のバランスを取ることが必要であり，その目的のための機能性食品（ヘルスフード）を摂取することが有効であると筆者は考えている。

　医薬品に容易に頼れる時代ではあるが，その副作用や依存性は思いのほか負の影響をもたらすこともある。脳機能を維持・改善する食品「ブレインフード」や，心や情緒の健康・健全性を維持する食品「ムードフード」を食習慣にうまく取り入れることが，今の時代には緊急かつ重要であると考えている。

1 ブレインフードの定義と意義

　ヘルスフードは「予防医学」に必要な機能性食品と考えられ，その要件は，①科学的な有効性が証明されていること，②安全であること，③作用メカニズムが解明または推定されていること，の3点が十分に確保されていることとされている。

　人類の各種疾病との戦いの歴史と未来構想の中では，高度な医療技術に支えられた診断・治療は益々進化して，いずれ各種疾病の発症を抑制できるようになると言われている。しかしながら「脳の問題」の解決に関しては，研究・開発の最後の聖域とされている。また認知症やストレスの問題は，国の経済力にも関わる重要かつ社会的な問題であり，早期解決が求められる課題でもある。

表1 機能メカニズム別ブレインフードの代表例

脳の血流改善 ＊血小板凝集抑制・血栓形成抑制 →血行促進・脳梗塞予防	EPA（エイコサペンタエン酸），イチョウ葉エキス，テアニン，アスタキサンチン，ビンカマイナーエキスなど
抗酸化作用の向上 ＊抗酸化→LDL過酸化防止 →抗動脈硬化（脳微小血管）	イチョウ葉エキス，アスタキサンチン，GABA（γ-アミノ酪酸），トコトリエノール（VE誘導体），ハーブ類など
脳神経細胞の活性化 ＊脳機能改善・脳代謝賦活	DHA（ドコサヘキサエン酸），α-リポ酸，GABA，L-カルニチン，PS（ホスファチジルセリン），コエンザイムQ10，ビンカマイナーエキスなど
抗疲労と睡眠 ＊休養（回復と超回復）と質の高い睡眠	ミルクペプチド，メラトニン，アスタキサンチン，ハーブ類など

　高齢者の「認知症」に限らず，「中高年の自殺」「サラリーマンのうつ病」「自律神経失調症に悩む女性」「キレる若者」「ADHD（注意欠陥多動性障害）の児童」といった，脳機能障害や精神神経障害に起因する社会問題としてとらえられるべき疾患が急増している。その背景には，食事，運動，休養のバランスが劣悪化している環境やストレスの関与が指摘されている。ストレスが継続して負荷されると，認知症同様，脳の神経細胞が障害を受け，それが精神面をも揺るがし，上記のような症状や行動を誘発すると考えられている。

　いずれにしても，これらの脳機能障害については発生を未然に「予防」することがより重要である。予備群を含めて何らかの脳機能障害を有する多くの人たちに関わる，社会的にも重要な脳機能障害予防食品（脳の栄養素）を「Brain Food（ブレインフード）」と呼んでいる。「Brain Food」は「certain foods and nutritional supplements may act as Brain Foods, lowering the risk of dementia and Alzheimer's disease by helping to prevent vascular damage and neuronal death」との内容で，米国でも深刻な認知症やアルツハイマー病の対策方法として捉えられている。狭義のブレインフードとして捉えることに止まらず，機能性食品の中には広く脳機能に関わる食品群が存在しており，その有効利用が機能障害に予防的に働くと確信している。近年では「Mood Food（ムードフード）」という言葉も使われてきており，情緒や休養・睡眠に関わるものも，広義のブレインフードとして捉えられている。機能メカニズム別にブレインフードの代表例を表1に示す。

　本書では，いくつかの素材に関する詳細内容が掲載されているが，本項では，これらを含めてその存在意義，および今後の「ブレインフード・ムードフード」の幅広い応用性，有用性について概説する。

2　インド生薬・ヨーロッパ生薬のブレインフード

　アーユルヴェーダ（Ayurveda）とは，サンスクリット語で「生命の科学」を意味し，ギリシャ医学，中国医学と並ぶ世界三大伝統医学の1つである。一説では，中国医学より歴史が古く，中国医学やギリシャ医学に多大な影響を与えたともいわれている。

　伝統医学というと，非科学的な医学といった印象があるかもしれないが，今日本に伝え

られているアーユルヴェーダは，近年になってインドの代表的な医師たちが総力をあげて集大成したものであり，さらに欧米の医師たちが西洋医学の見地から科学的な検討を加え，次々と生理効果が解明されている。また，アーユルヴェーダは，中国の中医学同様，病気を治す医学（治療医学）というより，健康を高める医学であり，われわれが提唱する予防医学に相当する。しかも，体に現れている病気を，精神面・心理面も重視してケアしていくところに特徴がある。

古代より人類の知恵として，多くの薬草やハーブ類などが歴史上に記されてきた。インド伝統医療アーユルヴェーダに用いられてきた薬草や食品素材は数多いが，科学的検証がなされたものは必ずしも多くはない。あらためてそれらの情報をよく吟味して，真に予防医学に役立つヘルスフードを探索するとともに，さらに多くの食品素材や成分が今後利用されることが期待される。

ビンカマイナーは，ヨーロッパ原産の夾竹桃科のつる性植物であり，スペイン北部やフランス西部，ヨーロッパ中南部を中心に，東はコーカサスまで広く分布している。ビンカマイナー（$Vinca\ Minor$）は植物学的な学名で，ヨーロッパでは「ペリウィンクル」「ビンカペルビンカ」などと呼ばれ，日本では「ヒメツルニチニチソウ」の名で知られている。薬用部分はおもに葉である。ヨーロッパでは古くから，このビンカマイナーを煎じたお茶が，もの忘れ防止や集中力を高めるハーブティーとして広く飲まれてきた。そうした伝承的効果が近年になって科学的にも立証され，西欧では30年ほど前にはビンカマイナーを原料にした医薬品（脳循環代謝改善薬）が登場し，脳血流不全に由来する記憶障害，集中力・注意力欠如，脳梗塞後遺症，めまい，視覚・聴覚障害などの患者に対して，ヨーロッパ各地の医療施設で処方されている。日本の「改正 医薬品の範囲に関する基準」では，ビンカマイナー（ヒメツルニチニチソウ）は全草が「食品」として分類されている。

3 ムードフードの研究・開発

ストレス下において，ヒトは「闘争」または「逃走」の選択を強いられる（fight or flight）。「闘争」を選択すれば怒りやキレやすさにつながり，「逃走」の選択はネガティブ思考や抑うつ状態となる。何らかのストレッサーに人は気づかないうちに精神的なダメージを受けており，それが内分泌系，自律神経系などにも影響をおよぼす。その兆候を初期に見定めて（予見，診断），対応・予防することが重要である。

また脳の究極の休養は良質の睡眠であり，ストレス障害や睡眠障害に対応する代替医療の1つとして注目を集める薬用ハーブ（上述のブレインフードを含む）は，伝承医療や民間療法として数百年，数千年もの使用実績がある。近年，次々と有効性が科学的に解明され，現代医療においてその科学的価値が認められたものも多い。これら薬用ハーブの多くは，単一ではなくエキスとして複数成分の相乗効果により有効性を発揮し，効果の発現が緩やかで，習慣性や依存性がなく長期の服用に適するなどの特徴を有する。欧州での薬用ハーブは，ほかの治療薬と同様に医療現場において使用される医薬品でもある。また，食事や運動療法と併用することで疾患の予防と治療に有用な素材が多いことから，米国や日本では機能性食品として利用されることが多い。

1 ブレインフード・ムードフードと予防医学―今後の展開

歴史的なハーブ・生薬・伝統医療だけでなく，科学的根拠を有するムードフードも近年脚光を浴びている．なかには，女性の更年期に発生する情緒不安定や更年期障害の予防・改善につながるイソフラボン系成分の研究開発がきっかけとなり，GABA，DHA，テアニン，ホップエキス，ある種のペプチドなどのエビデンスの高い機能性食品素材として提案されてきているものもある．これらはブレインフードともいえるが，情緒，精神や睡眠により深く関わるため，ムードフードと呼べるものでもある．

4 脳腸相関

腸内環境と脳機能に，直接的・間接的に相互作用が見られることが近年科学的に証明され，注目されてきている．

腸内フローラや乳酸菌の研究の歴史から言えば，生きている乳酸菌の整腸作用の第一次世代（プロバイオティクス・プレバイオティクス）から，菌体成分（死菌体）の腸管免疫作用と発酵生産物の生体調節機能の第二次世代（シンバイオティクス・バイオジェニックス）がある．さらにここ数年で「脳腸相関」研究が急激に発展してきている．体調や脳機能が変動すれば，ホルモン系・内分泌系・自律神経系などに影響し，それが腸管機能や腸内細菌に影響することは容易に想像できる．さらに第三次世代の研究として，逆方向での腸内環境の変動が生体機能に影響を与えるものと，そのメカニズムが次々に明らかにされつつある．腸内フローラの変動や乳酸菌摂取が，生体の内分泌系，神経系や脳機能にも影響しているようである．これらの研究・開発が今後ますます盛んになることが期待される．

5 ブレインフード・ムードフードと機能性表示食品

高齢化による認知症の増加やストレスによる脳機能障害や心理的疾患，またストレス障害の最も代表的な症状である睡眠障害など，QOL低下による経済損失は計り知れないとされている．抗不安薬や睡眠導入剤などの医薬品も容易に入手可能な時代になってきたが，その一部の薬剤に見られる副作用や依存性・習慣性は思いのほか負の影響をもたらすこともある．一方，食習慣などに基づいた抗ストレス作用のあるヘルスフードは，今の時代には貴重かつ重要なものと考えられる．

特定保健用食品制度が始まって15年ほどが経過しているが，一向にブレインフード・ムードフードに関わる製品の許可が下りていない．一方，この制度に頼ることなく，平成25年度から新たに開始された「機能性表示食品」制度によるこの分野の製品開発が盛んに行われている．ともに科学的根拠に基づく機能性と安全性に支えられており，十分に信頼に足るものと考えている．「機能性表示食品」制度では，2018年4月末時点ですでに消費者庁登録製品が1,287件を超えており，その国民の健康維持増進や「予防医学」への貢献や有用性が大いに期待される．一方で問題として継起している，製造・販売を担う企業サイドの責任に委ねられている機能性表示の問題は，これから解決すべき課題の一つである．

今後，認知機能を標的とした機能性食品（ヘルスフード）や機能性表示食品の研究・開発は，ますます盛んになるものと思われる．

2 認知症と医農連携

伊藤 正徳　　太田 和徳　　中川 敏幸

はじめに

　2015年までに，いわゆる「団塊の世代」が65歳以上の高齢者層に入り，わが国の2016年の総人口に占める65歳以上人口の割合（高齢化率）は26.7％に達している（内閣府）。高齢化にともない，生活習慣病や心血管疾患，がん，そして認知症などの患者も増加の一途をたどっている。よって，「健康長寿」の実現は，個人の健やかな老後および安定した社会を実現するための課題であるといえる。またその取り組みとして，医農連携による健康維持推進の試みも始まっている。

1 認知症

　日本における認知症患者は2012年の時点で462万人とされており，その前段階である軽度認知障害も400万人と推測されている（厚生労働省）。認知症の大部分を占めるアルツハイマー病では，脳内でアミロイドβ（Aβ）蛋白質およびタウ蛋白質の異常が神経毒性を引き起こすとされている[1]。遺伝子変異を持つ家族性アルツハイマー病は数パーセントであり，その他は原因不明の孤発性である。疫学的研究から，肥満や糖尿病はアルツハイマー病発症リスクを増大させる危険因子として明らかになってきている[2]。これらの危険因子によるアルツハイマー病発症機構の解明は，新たな治療法・予防法の開発に繋がるものと考えられる。

2 アルツハイマー病の病態と治療薬

　Aβは，アミロイド前駆体蛋白質がβ-セクレターゼとγ-セクレターゼにより切断を受けることで産生される[1]。これらの酵素の活性を抑制することはAβ産生の抑制に繋がると考えられるが，γ-セクレターゼは細胞分化や運命決定に重要なNotchも基質として切断し，その阻害剤の使用はNotchシグナルを抑制するため，副作用の存在も懸念される。これまで

に臨床試験が行われたγ-セクレターゼ阻害剤であるsemagacestatやavagacestatは，期待に反して認知機能の低下が認められ，皮膚がんのリスクも上昇したため，いずれも開発中止に追い込まれている[3,4]。

アルツハイマー病に対しては，日本で初めて承認されたドネペジル（アリセプト®，エーザイ）に加え，メマンチン（メマリー®，第一三共）ガランタミン（レミニール®，ヤンセンファーマ/武田薬品），リバスチグミン（イクセロン®，ノバルティスファーマ；リバスタッチ®，小野薬品），が販売されている。しかし，これらのほとんどは，症状の進行を緩やかにする効果が主体の対症療法である。

近年，富士フイルムグループによって神経栄養因子様低分子化合物であるT-817MAが同定され，強い細胞保護作用と神経突起伸長促進作用を有していることが明らかになった。米国での臨床試験では軽度から中等度のアルツハイマー病患者に効果を示しており[5]，今後の展開が期待されている。

3 Aβ産生を抑制する食品成分

アルツハイマー病発症に至る過程では，前述のような長期間のAβの脳内蓄積が起きていると考えられている。しかしながら，初期段階では認知機能への影響は顕著ではないため，早期治療の障壁となっている。

こういった現状を踏まえ，われわれの研究グループでは，近年解明に成功したAβ産生メカニズムを基盤とし，Aβ産生抑制に作用する食品成分の探索を行い，日常の食生活での摂取による発症予防・遅延を目指す取り組みを推進している。

昨今の機能性食品研究の成果によって，植物由来の色素成分にはさまざまな生理活性機能が報告されており，なかでもポリフェノールは古くから健康に対する好影響が知られて

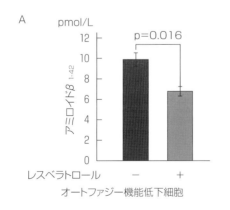
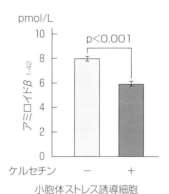

図1 機能性食品成分によるAβ産生の抑制
A：レスベラトロールはオートファジー機能低下細胞におけるAβ産生を抑制する。
（文献6より引用，一部改変）
B：ケルセチンは小胞体ストレス誘導細胞におけるAβ産生を抑制する。
（文献7より引用，一部改変）

いる。筆者らはブドウやピーナッツに含まれるレスベラトロールが，培養細胞においてオートファジー機能を改善し，Aβ産生を抑制することを明らかにした（図1A）[6]。一方，ケルセチンがeIF2αリン酸化を減少させ，Aβ産生を抑制することを明らかにした（図1B）[7]。また，ケルセチンを摂取した加齢マウスにおいて，記憶の増強効果を認めた（図2）[8]。さらに，早期のアルツハイマー病患者を対象にヒト介入試験を行い，ケルセチン高含有タマネ

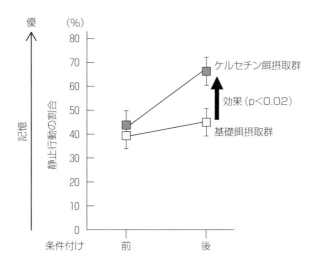

図2 恐怖条件付け試験における静止行動の割合

ケルセチンを摂取した加齢マウスは記憶が増強（静止の割合が上昇）する。

（文献8より引用，一部改変）

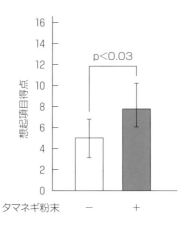

図3 ケルセチン高含有タマネギ粉末を摂取した早期アルツハイマー病患者対象のヒト介入試験の結果

改訂長谷川式簡易知能評価スケールの想起項目得点の改善が認められた。

（文献8より引用，一部改変）

ギ粉末を4週間連日摂取した後の認知機能検査（改訂長谷川式簡易知能評価スケール）において，想起に関する項目の有意な改善を認めた（図3）[9]。

おわりに

認知症のおもな危険因子は加齢や肥満・糖尿病である。加齢にともない脳においてオートファジー機能が低下し[10]，また肥満・糖尿病においては小胞体ストレスシグナルが活性化することが示唆されている[11]。オートファジー機能低下ではGCN2が活性化し，小胞体ストレスではおもにPERKが活性化する。これらのキナーゼが，翻訳開始因子eIF2αをリン酸化し，転写因子ATF4の誘導により統合されること（統合的ストレス応答：IRS）は興味深い（図4）。このeIF2αリン酸化-ATF4シグナルは，アルツハイマー病脳において活性化していることが報告されていることから[12]，このシグナル系を制御する食品成分の探索は，アルツハイマー病予防に繋がる食品の開発に有用であると考えられる。さらに，ケルセチン高含有タマネギ粉末において示唆されたように，医農が連携し，疾患予防に繋がる食品を開発することは，超高齢化社会において健康長寿を実現するためにも，今後ますます必要になると考える。

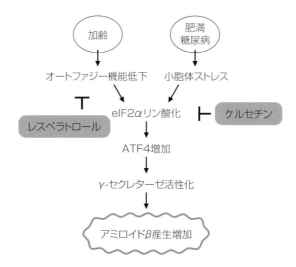

図4 アミロイドβ産生における統合的ストレス応答シグナルの関与の概略図
ケルセチン（eIF2αの脱リン酸化）とレスベラトロール（オートファジー機能の改善）の作用を示す。
（文献6および文献9より引用作成）

◆文 献

1) Goedert M, Spillantini MG: A century of Alzheimer's disease. Science 314(5800): 777-781, 2006
2) Niedowicz DM et al: Obesity and diabetes cause cognitive dysfunction in the absence of accelerated beta-amyloid deposition in a novel murine model of mixed or vascular dementia. Acta Neuropathol Commun 2: 64, 2014
3) Coric V et al: Safety and tolerability of the gamma-secretase inhibitor avagacestat in a phase 2 study of mild to moderate Alzheimer disease. Arch Neurol 69(11): 1430-1440, 2012
4) Doody RS et al: A phase 3 trial of semagacestat for treatment of Alzheimer's disease. N Engl J Med 369: 341-350, 2013
5) Bachurin SO et al: Drugs in clinical trials for Alzheimer's disease: the major trends. Med Res Rev 37: 1186-1225, 2017
6) Ohta K et al: Autophagy impairment stimulates PS1 expression and gamma-secretase activity. Autophagy 6: 345-352, 2010
7) Ohta K et al: Endoplasmic reticulum stress enhances gamma-secretase activity. Biochem Biophys Res Commun 416 (3-4): 362-366, 2011
8) Hayakawa M et al: Quercetin reduces eIF2alpha phosphorylation by GADD34 induction. Neurobiol Aging 36(9): 2509-2518, 2015
9) Nakagawa T et al: Improvement of memory recall by quercetin in rodent contextual fear conditioning and human early-stage Alzheimer's disease patients. Neuroreport 27(9): 671-676, 2016
10) Lipinski MM et al: Genome-wide analysis reveals mechanisms modulating autophagy in normal brain aging and in Alzheimer's disease. Proc Natl Acad Sci USA 107(32): 14164-14169, 2010
11) Hotamisligil GS: Endoplasmic reticulum stress and the inflammatory basis of metabolic disease. Cell 140(6): 900-917, 2010
12) Lewerenz J, Maher P: Basal levels of eIF2alpha phosphorylation determine cellular antioxidant status by regulating ATF4 and xCT expression. J Biol Chem 284(2): 1106-1115, 2009

索引

【欧文】

AA	61, 84
AD	10
治療薬	78
ALS	143
ARA	14
AST	63
ATP	146
AZL	15
Aβ	76
凝集体	57
BDNF	19
発現の効果	66
BPSD	78, 80
CoQ10	141
DHA	14, 61, 62, 84
局在場所	62
生理活性作用	62
DLB	78
EPA	15, 62, 84
FTLD	80
GLD	16, 85, 15
HED	16, 85, 15
Lactobacillus helveticus	157
LNDP	157
long term potentiation	50
LTP	50
誘導効果	52
L カルニチン	149
MCI	11, 79, 164
MMP	88
n-3PUFA	62
PHF	76
Pls	162
PRD	16, 85
PRL	15
PUFA	15
RNS	74, 92
ROS	74, 92
SH-SY5Y 細胞	84, 86
SMI	86
SML	86
SMLC	86
SMO	86
STG	86
SUD	16, 85
SUL	15
U1	90
WHO	11
α - セクレターゼ	57
αリポ酸	146
β - クリプトキサンチン	42
β - セクレターゼ	76, 172
γ - セクレターゼ	69, 76, 98, 172

【和文】

●あ

アーユルヴェーダ ... 169
アキウコン ... 90
アスタキサンチン ... 61
　生体内代謝機構 ... 66
アセチルコリン ... 34
アゼライルリジン ... 15
アデノシン A2 受容体 ... 153
アポトーシス ... 74, 86
　抑制 ... 74
アミロイドカスケード仮説 ... 76
アミロイド前駆体蛋白質 ... 69, 172
アミロイドβ ... 49, 146, 163
　産生 ... 11, 70, 76, 91, 173, 175
　蛋白 ... 11, 69, 76, 172
アラキドン酸 ... 14, 61, 84
アルツハイマー型認知症 ... 76
アルツハイマー病 ... 10, 11, 162
　危険因子 ... 70
　治療 ... 12
　発症予防効果 ... 101
　予防 ... 12
アルデヒド ... 92
イソフラボン ... 62
イチョウ葉エキス ... 149
一過性脳虚血 ... 32
医農連携 ... 172

ウコン ... 90
エイコサペンタエン酸 ... 15, 84
炎症性ストレス ... 16

●か

介入試験 ... 39
学習記憶改善機序 ... 164
過酸化脂質 ... 92
活性酸素種 ... 74, 92
活性窒素種 ... 74, 92
カテキン ... 31
カフェイン ... 31
蒲郡スタディ ... 19
ガランタミン ... 13, 78
カロテノイド ... 42
還元代謝物 ... 93
観察研究 ... 38
記憶学習能 ... 34
機能性食品 ... 168
機能性表示食品 ... 171
凝集アミロイドβ蛋白 ... 11
凝集タウ蛋白 ... 11
グリセロリン脂質 ... 162
クルクミン ... 90
グルタロイルドパミン ... 16, 85
グルタロイルリジン ... 15
軽度認知障害 ... 11, 79, 164

血管疾患	172
ケルセチン	69, 173, 174
抗AD薬	79
抗炎症作用	58
高カカオチョコレート	20
抗酸化	14, 57
食品因子	87
ネットワーク	147
抗神経炎症作用	163
抗老化作用	56
コエンザイムQ10	141
骨粗鬆症	26
孤発性筋萎縮性側索硬化症	143
ゴマ	83
ゴマリグナン	83, 86
米ぬかサプリメント	79
コリンエステラーゼ	12

●さ

サーチュイン遺伝子	56
酸化修飾蛋白質	92
酸化修飾チロシン	18
酸化ストレス	27, 74
脂質過酸化反応	61
脂質過酸化物	14
ジチロシン	18
小胞体ストレスシグナル	70

神経原線維変化	11, 76, 146
神経細胞	86
神経細胞死	11, 74
抑制作用	32, 164
神経細胞変性	84
予防効果	63
神経成長因子	33
シンバイオティクス	171
スクシニルドパミン	16, 85
スクシニルリジン	15
ストレス軽減効果	44
ゼアキサンチン	45, 46
生活習慣病	172
生体指標	14
世界保健機関	11
セサミノール	83, 86, 87
カテコール	83, 86, 88
配糖体	84, 86
セサミン	86, 87
セサモリン	86, 87
セロトニン	34
前頭側頭葉変性症	80

●た

ターメリック	90
タウ蛋白	11, 76, 146, 172
多価不飽和脂肪酸	15, 61

多系統萎縮症	144	脳由来神経栄養因子	19
腸内フローラ	171	ノビレチン	48, 152
テアニン	31		
テトラヒドロ体	93		
糖尿病	43, 146	●は	
ドパミン	34, 84	パーキンソン病	84, 144
修飾付加体	85	バイオジェニックス	171
神経細胞	84	バイオマーカー	14
ドコサヘキサエン酸	14, 61, 84	八方向放射状迷路試験	51
トコトリエノール	24, 25	ビタミンE	24
トコフェロール	24, 25	生理作用	26
ドネペジル	13, 78	ヒト臨床試験	148
		ビンカマイナー	170
		フェルガード	79
●な		フェルラ酸	78
ニトロチロシン	18	プラズマローゲン	162
乳酸菌	157, 171	フリーラジカル説	27
認知症	10	ブレインフード	93, 168
原因	11	プレバイオティクス	171
定義	10	フレンチ・パラドックス	55
頻度	11	プロバイオティクス	171
予防効果	91	プロパノイルドパミン	16, 85
脳血管性認知症	74	プロパノイルリジン	15
脳神経細胞死保護作用	32	ブロモチロシン	18
脳腸相関	171	ヘキサノイルドパミン	16, 85
脳内老化	16, 61	ヘキサノイルリジン	15
評価法	19	ヘルスフード	168
予防	86, 94	ホップ	97

エキス ……………………………… 101, 103
ポリフェノール ………………………………… 173

●ま
マイクログリア …………………………………… 15
マクロファージ系細胞 …………………………… 15
三ヶ日みかん ……………………………………… 42
ミトコンドリア膜透過性化 ……………………… 88
ムードフード …………………………………… 168
無症候期 AD ……………………………………… 12
メマンチン …………………………………… 13, 78

●や
ユビキノン ……………………………………… 141
予防医学 ………………………………………… 168

●ら
ラクトノナデカペプチド ……………………… 157
リコペン …………………………………………… 73
リバスチグミン ……………………………… 13, 78
リモネン …………………………………… 152, 155
緑茶 ………………………………………………… 31
　カテキン ………………………………………… 37
ルシフェラーゼ …………………………………… 98
ルテイン ……………………………………… 45, 46
レスベラトロール ……………… 55, 95, 173, 175
レドックス制御 …………………………………… 14
レビー小体型認知症 ……………………………… 78
老人斑 ………………………… 11, 57, 69, 76, 146
ローヤルゼリー ………………………………… 151

認知症と機能性食品
最新動向とその可能性

2018年7月1日　初版第1刷発行

編　集　　吉川　敏一
発行人　　宮定　久男
発行所　　有限会社フジメディカル出版
　　　　　大阪市北区同心2-4-17 サンワビル 〒530-0035
　　　　　TEL 06-6351-0899 ／ FAX 06-6242-4480
　　　　　http://www.fuji-medical.jp
印刷所　　奥村印刷株式会社

Ⓒ Toshikazu Yoshikawa, printed in Japan 2018
ISBN978-4-86270-169-5

- JCOPY ＜出版者著作権管理機構 委託出版物＞
  本書の無断複製は著作権法上での例外を除き禁じられています。
  複製される場合は，そのつど事前に，出版者著作権管理機構（電話
  03-3513-6969，FAX 03-3513-6979，e-mail: info@jcopy.or.jp）の
  許諾を得てください。
- 定価は表紙カバーに表示してあります。
- 乱丁・落丁はお取替えいたします。